Stevani Fuhlrott mit Christiane Hagn

WENN MICH JEMAND SUCHT –
ICH BIN IM KÜHLSCHRANK

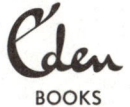

BOOKS

WENN MICH JEMAND SUCHT – ICH BIN IM KÜHLSCHRANK

Mein fettes Leben in 30 Diäten

Ein Mutmachbuch

FÜR MEINE MUTTER

Ich liebe Dich

Inhalt

VORWORT

»Through humor, you can soften
some of the worst blows that life delivers.
And once you find laughter, no matter how painful
your situation might be, you can survive it.«
Bill Cosby

Zwei Frauen treffen sich auf einem Abitreffen ihres Jahrgangs. Sie haben sich seit vielen Jahren nicht mehr gesehen. Zu Schulzeiten waren sie die besten Freundinnen. Gemeinsam frischen sie ihre Erinnerungen auf.

»Weißt du noch damals, als wir im Skiurlaub waren und du so schrecklich in diesen Jens verknallt warst?«

»Na klar!«, lacht die andere. »Wie könnte ich das vergessen? Wegen diesem Kerl bin ich später durch die Fahrprüfung gefallen. Der stand ausgerechnet an dieser einen Ampel und knutschte mit der blonden Kuh aus der Parallelklasse. Warst du damals nicht mit ihrem Bruder zusammen?«

»Ach ja! Christian! Sogar bis kurz vor dem Abi, aber dann habe ich mich in den schönen Klaus verliebt. Mann, war das eine Granate!«

Ich erspare uns den weiteren Verlauf dieses Gesprächs. Vermutlich folgte nach Klaus Tom, nach Tom Tim und so weiter bis hin zu Jerry und Co.

Ich habe dieses Phänomen oft beobachtet, dass man – oder vielleicht eher frau – sich sehr häufig in Form von Lebensabschnittsgefährten ihres Lebens erinnert. Das ist so eine Art weibliche Zeitrechnung. »War das vor oder nach Tom?« Das ist eine wichtige Frage, denn vor Tom war alles andere als nach Tom, weil nach Tom wiederum vor Tim war. Sie verstehen ...

Bei mir ist das etwas anders. Ich erinnere mich nicht in Form von Lebensabschnittsgefährten. Und zwar nicht etwa deshalb, weil es keine gegeben hätte. Die gab es schon. Allerdings gab es in meinem

Leben immer etwas, das mir wichtiger war als Männer. Ich erinnere mich meines Lebens in Form von Diäten.

Leider meine ich damit nicht Diäten im Sinne von finanzieller Entschädigung. Ich spreche von Diäten, die (idealerweise) zur Gewichtsabnahme führen.

Träfe ich eine Freundin aus alten Zeiten, würden wir vermutlich folgendes Gespräch führen:

»Weißt du noch damals, als wir im Skiurlaub waren?«

»Nee, da war ich doch nicht dabei. Ich und Sport? Ich hätte es vermutlich nicht mal zum Skilift geschafft.«

»Ach ja ... Aber erinnerst du dich noch an meine Party zum 16. Geburtstag?«

»Ja klar, die vergesse ich bestimmt nicht. Ich fühlte mich wirklich fehl am Platz. Ich hatte diesen roten ›Sack‹ an, dessen korrupter Reißverschluss mir mitten in der Nacht auf dem Klo geplatzt ist. Und das, obwohl ich da gerade die Kohlsuppendiät gemacht habe. Gemeinheit! Ihr fandet das allerdings alle ziemlich komisch.«

»Oh! Aber die Jahresfeier der Firma, die war richtig gut. An dem Abend hab ich Peter zum ersten Mal geküsst. Und jetzt sind wir seit fast zwanzig Jahren verheiratet.«

»An die Feier kann ich mich nur dunkel erinnern. Ich habe den ganzen Abend lang in einer Ecke auf dem Hof gestanden und gekotzt, während der Hund des Hausmeisters mir dabei Gesellschaft geleistet hat. Ich glaube, ich habe gerade die Atkins-Diät gemacht und mich ausschließlich von Alkohol ernährt. Mann, ich hatte wochenlang Sodbrennen, war aber – bis auf dieses Kotz-Intermezzo – ziemlich lustig unterwegs.«

Und so weiter und so fort. Mein Leben bestand von meinem fünften bis zu meinem dreißigsten Lebensjahr hauptsächlich aus Diäten. Seit ich denken kann, war ich zu dick. Meine ganze Familie ist dick. Richtig dick. Na gut: fett. Alle sind fett. Zumindest die Familienmitglieder, die noch am Leben sind. Und die anderen? Die sind an Fettleibigkeit gestorben. Nur heißt das dann anders: Herzversagen, Schlaganfall oder Lungenembolie. Also, entweder tot oder fett – so sind wir. Auch ich, Stevani. Die kleine, dicke Stevani. Damals wie heute. Na ja, nicht ganz. Ich bin immer noch klein. Ich bin immer noch Stevani. Ich bin dieselbe. Nur: Ich bin nicht mehr fett. Zugegeben, ich bin sogar ein ziemlich heißer Feger. Und der war ich schon immer. Eigentlich. Aber jetzt kann man das auch sehen.

Wie das kam? Das ist die Geschichte einer langen, kalorienreichen, nervenaufreibenden, verzweifelten Hunger- und Durststrecke – dabei hätte es so einfach sein können ...

»SAG MAL, WURDE ICH SCHON DICK GEBOREN?«

Gewicht: 3.968 Gramm

Gefühlslage: Suche neuen Schutzengel –
meiner ist jetzt schon mit den Nerven am Ende!

Schon meine ersten Erinnerungen an mein Leben sind mit Übergewicht verbunden. Allerdings ist das schwer nachzuprüfen, denn seltsamerweise existieren von mir so gut wie keine Kinderfotos. Nur vom Karneval – und da ging ich als Pilz, versteckt in einem für mich sehr vorteilhaften Ganzkörper-Schaumstoffkostüm. Mögliche Erklärungen für das mangelnde Bild-Beweismaterial über meine ersten Lebensjahre könnten folgende sein:

A) Paderborn wurde kurzfristig von außerirdischen Lebensformen besiedelt, die alle Kameras zwecks Fortpflanzungskatalogisierung entwendeten. (Ich glaube, unser Nachbarsjunge wurde in dieser Zeit geboren!)

B) Es gab einen Hausbrand, der alle zärtlichen fotografischen Erinnerungen an mich zerstört hat. Dabei gerieten vermutlich auch alle Kochbücher mit Rezepten für gesunde Mahlzeiten ins Feuer.

C) Meine Eltern waren so verliebt in ihr Speckbärchen, dass sie keine Zeit damit verschwendeten, überflüssiges Bildmaterial zu generieren.

Habe ich einen Telefonjoker? Ich glaube, ich will die Antwort besser nicht wissen ...

Meine Karriere als »das etwas andere Kind« begann bereits mit drei Jahren. Mein damaliges Hauptnahrungsmittel: Biene-Maja-Eis bis zum Erbrechen. Leider auch einmal in den Cowboyhut meines Kindergartenkollegen, womit ich schon früh meinen einzigen Freund verlor. Jungs können so nachtragend sein! Nach diesem Kotz-Intermezzo (»Die Dicke hat sich überfressen!«) beschloss ich, einfach nie wieder in den Kindergarten zu gehen. Ja, ich hatte mit drei Jahren schon eine sehr eigene Vorstellung von meiner Karriereplanung. Und der Kindergarten gehörte von da an nicht mehr dazu. Die freie Zeit, die ich dadurch gewann, nutzte ich sinnvoll. Nämlich dazu, meine Oma an der Küchenzeile festzubinden und sie mit Kindertränen zu zwingen, ununterbrochen Vanillepudding für mich zu kochen. Mit Schokosoße – ist doch klar!

Aber diese selbst gewählte Freizeitgestaltung und damit einhergehende Ernährungsumstellung zeigte rasend schnell Wirkung. Als der Schlüpfer im Sommer immer enger wurde, entledigte ich mich seiner einfach. Es ließ sich auch wunderbar nackt durch den Garten flitzen und im Sandkasten buddeln. Daran konnte ich nichts Außergewöhnliches finden, schließlich hatte ich seit meinem selbst gewählten Kindergartenaustritt keinen Kontakt und damit auch keinen Vergleich zu anderen, gleichaltrigen Kindern mehr. Und so war die Zeit zwischen meinem dritten und fünften Lebensjahr vermutlich meine glücklichste, da unbeschwerteste. Keine gemeinen Kinder, kein Mobbing. Nur ich und meine Pudding kochende Omi. Was für ein Schlaraffenland!

Doch mit den Brüsten kam das Schamgefühl. Denn dieses Paradies wurde jäh zerstört, als die Nachbarskinder begannen, mir aufzulauern, um mich kichernd in meine kleinen Specktittchen zu kneifen. Sie wunderten sich arg, warum sie so etwas nicht hatten – wo sie doch älter waren als ich, die kleine, dicke fünfjährige Stevani. Ja, ja, die Welt kann so ungerecht sein. Immerhin konnte ich sie zum Lachen bringen. Positiv denken lernte ich schon früh.

Irgendwann wurde auch meinen Eltern klar, dass sie mich nicht für immer im Garten oder in Pilzkostümen verstecken konnten. Ich war fast sechs Jahre alt und die Einschulung stand unmittelbar bevor. Also beschlossen sie, mich noch schnell auf Kur zu schicken. Vielleicht verliert die kleine Stevani ja dort noch ein bis zehn Kilo, bevor es losgeht.

Wie es sich für ein ungeselliges, übergewichtiges fünf Jahre altes Mädchen anfühlt, für ein paar Wochen allein von zu Hause weggeschickt zu werden, darüber haben sich meine Eltern wohl keine Gedanken gemacht. Ich fühlte mich wie Gretel, die in den Wald geschickt wurde. Nur ohne Hänsel. Und ohne Brotkrumen – die hätte ich bestimmt selbst gegessen. Noch dazu war ich so dick, dass mich die böse Hexe bestimmt sofort in ihren Ofen gesteckt hätte. Lecker Speckkind! Ob ich mir noch ein dünnes Holzstöckchen hätte einstecken sollen? Survival-Tricks à la Gebrüder Grimm ...

Besonders schwer fiel es mir in dieser Zeit, mich von meinem Opa zu verabschieden. Denn ich war ein absolutes Opakind, wie die Verwandtschaft immer betonte. Und da hatten sie ausnahmsweise mal recht: Ich vergötterte meinen Opa. Und irgendwie ahnte ich wohl, dass es ihm nicht gut ging. Ich wollte unbedingt zu Hause bleiben, bei Opa! Aber meine Eltern waren unerbittlich. Sie waren sich zum ersten und vermutlich auch zum letzten Mal wirklich einig: Stevani muss an die Nordsee! Ausgerechnet die Nordsee! Ich bekomme heute noch Depressionen, wenn ich mir bei Nordsee nur ein Fischbrötchen hole.

Meine Abspeckkur war das reinste Desaster. Zum ersten Mal in meinem Leben hatte ich Höllenängste (vor allem wegen der bösen Hexe) und noch dazu schreckliches Heimweh und Sehnsucht nach Opi. Ich vermisste es, mit ihm durch den Garten zu flitzen (okay, er flitzte, ich rollte), Unkraut zu jäten und Bohnen zu pflanzen. Mein Opa liebte seinen Garten und brachte mir alles bei, was ich heute über Gartenarbeit weiß. Auch, dass man bereits geernteten und gewaschenen Spinat nicht wieder im Sandkasten eingräbt. Ich wollte so schnell wie möglich zurück, um zu sehen, ob aus den vergrabenen Apfelkernen tatsächlich ein Bäumchen geworden war.

Aber ich konnte nicht weg. Ich saß fest. Und das Einzige, was mich bis dahin immer hatte trösten können, gab es nicht: leckeres Essen. Zum Frühstück bekam ich Salzwasser und Pfefferminztee (würg). Erst wenn das restlos ausgetrunken (oder unauffällig in die Topfpflanzen geschüttet) war, gab es »Frühstück«. Und was man da unter Frühstück verstand, hatte nichts mit den Lebensmitteln zu tun, die ich kannte. Es gab Grünzeug und Vollkornbrot. Da hätte ich ja noch lieber Weinbergschnecken gegessen.

Natürlich war ich, wie immer, die Außenseiterin und meine ungeschickten Versuche, mich mit den anderen Kindern anzufreunden, endeten oft damit, dass irgendwer heulte. Meistens nicht ich, aber Schuld hatte ich immer. Mir fehlte einfach die Übung, was soziale Kontakte betraf, und gegen Geld Spielsachen zu verleihen, führte nicht gerade zu Freundschaftsangeboten.

Ich war sozial inkompetent, hungrig, ängstlich, einsam, traurig und wütend, wurde krank und bekam hohes Fieber. Die Betreuer schickten mich nach nur zehn Tagen wieder nach Hause. Ihre Begründung: Heimweh. Das hätten wir wirklich abkürzen können.

Zu Hause angekommen, war mir klar, warum ich so dringend von der Bildfläche hatte verschwinden sollen. Man hatte geahnt, dass Opas letztes Stündlein bald schlagen würde. Ich kam zu spät und war um die Chance betrogen worden, mich von meinem geliebten Opa verabschieden zu können. Er starb mit nur 63 Jahren nach drei Herzinfarkten. Und für mich ging damit nicht nur der bis dahin wichtigste Mensch aus meinem Leben, sondern auch eine wesentliche Informationsquelle verloren, die ich später gern zu verschiedenen Themen befragt hätte, wie zum Beispiel: »Du, Opa, ist Papa wirklich das Kind der Krankenschwester?«

WAS MICH NICHT UMBRINGT, FRESS ICH AUF!

Gewicht: 28 Kilo

Gefühlslage: Erwachsen werden?
Ohne mich!

Mit sechs Jahren war es vorbei, ob ich wollte oder nicht. Ich musste raus an die Front, weg vom heimischen Vanillepuddingherd. Ich wurde eingeschult. Stephanus-Grundschule Paderborn. Erstaunlich, aber dieses Ereignis lief ohne Zwischenfall ab. Vielleicht weil an diesem Tag ein anderes Kind die gesamte Aufmerksamkeit auf sich zog, als es sich vor Aufregung in die Hose pinkelte. Vielleicht aber blieb ich auch nur deshalb an diesem einen Tag unbemerkt und damit verschont, weil ich mich erfolgreich hinter meiner überdimensional großen Schultüte (prall gefüllt mit Süßigkeiten) versteckte und einen karierten Pullover trug. So kam wenigstens niemand auf die Idee, mich für einen Wal zu halten und wieder zurück ins Wasser zu ziehen.

Aber bereits am zweiten Tag war es mit der Schonzeit vorbei. Meine Mitschüler hänselten mich nicht nur, weil ich speckig war, sondern auch – oder gerade –, weil ich immer noch in der Obhut meiner Oma war.

Ja, meine Eltern waren schwer beschäftigt. Meistens aber nicht mit mir. Und meine Oma mästete mich nicht nur mit Pudding, sondern zog mich auch an wie ihre holländischen Puppen, von denen sie einige fast lebensgroße Exemplare hatte. Ich hasste Puppen im Allgemeinen und diese unheimlichen Gestalten im Besonderen, die überall in der Wohnung verteilt waren und mich aus allen Ecken mit ihren unbeweglichen Glupschaugen anstarrten. Ich für meinen Teil spielte lieber mit *Masters of the Universe*-Figuren oder Lego. Und wenn Oma nicht aufpasste, schnitt ich den Puppen gern mal die Haare. Ihr Outfit bestand aus geschmacklosen Rüschenkleidern und bunten holländischen Trachten.

Meines auch. Es gab kein Entkommen. Oma war gnadenlos, nicht nur, was meinen Kleidungsstil betraf. So zwang sie mich auch im Freibad immer in das Schwimmbecken, das so niedrig war, dass ich es nie schaffte, mich komplett darin zu verstecken. Irgendetwas schaute immer raus: Bauch oder Po. Und mein hochroter Kopf. Aber Oma hatte kein Verständnis für mein Schamgefühl. Schließlich hatte sie selbst keins. Falls mal keine Toilette in der Nähe war, machte Oma halt Pipi auf ein öffentlich einsehbares Blumenbeet – gern auch mitten in der Stadt.

So schlimm das klingt, das war noch nicht das Schlimmste. Denn Oma zog mich nicht nur an wie einen Zirkusclown, sondern betreute auch meine Hausaufgaben. Zunächst fand ich das ganz toll. Sie machte meine Hausaufgaben, während ich Pudding aß. Oma hatte wirklich eine wunderschöne Handschrift. Und so viel Fantasie. Aber leider keine Ahnung von Rechtschreibung oder Grammatik, dem Einmaleins oder Heimat- und Sachkunde. Meine Lehrerin sprach mich vor der versammelten Klasse auf meine Fehler an und ich gab kleinlaut Omas Devise zum Besten: »Hauptsache, es ist schön geschrieben!« Daraufhin brachen dreißig Kinder in schallendes Gelächter aus und ich bekam im Alter von sechs Jahren meinen ersten Tinnitus.

Auch mit der Pünktlichkeit nahm es meine Oma nicht so genau. War Schulbeginn nun um acht oder doch erst um zehn Uhr?

»Ach, ich fahr dich, sobald der Kuchen aus dem Ofen ist. Einverstanden?«

Ganz ehrlich? Wer hätte da Nein sagen können?

Dafür brachte sie mich dann auch bis vor das Klassenzimmer, öffnete die Tür und sagte: »Och, guck mal, die sind ja alle schon da!«

Ich sag nur: Tinnitus, der zweite.

Trotz allem liebte ich meine Omi über alles. Denn langweilig wurde es mit ihr nie!

Meine Eltern bekamen natürlich mit, dass das mit dem Kind in der Schule nicht besonders gut lief. Allerdings, wie immer, nur am Rande.

Denn meine Mutter war dauerkrank und selten zu Hause. Und natürlich war ich schuld, denn seit meiner Geburt hatte sie ziemliche Nierenprobleme. Zudem bekam sie Magengeschwüre wie andere Leute Pickel.

Und Papa?

Darf ich vorstellen – mein Vater Otto, seines Zeichens Charmeur und Schwerenöter. Ich nehme an, die Ehe mit meiner Mutter war ihm einfach zu langweilig, denn der liebe Otto war sehr abenteuerlustig und sprunghaft. Nur in wenigen Dingen war er immer sehr zuverlässig: im Trinken, Lügen und Betrügen. Stand ein neues Motorrad vor der Tür, gab es immer auch eine neue Affäre dazu. So viel war sicher.

Mama war also im Krankenhaus und Papa hatte – im wahrsten Sinne des Wortes – freie Fahrt. Und er genoss seine Freiheit! Einziger Wermutstropfen: Er musste sich um mich kümmern. Autsch! Motorradtouren mit wechselnden Liebhaberinnen und einem unbeweglichen kleinen Mädchen? Das passt nicht zusammen, könnte man meinen. Doch weit gefehlt! Denn »geht nicht«, das gab's bei Papa nicht. Gerade was seine Freizeitgestaltung anging, war er durchaus kreativ – einer seiner wenigen angenehmen Wesenszüge, die er mir vererbt hat. Stevani wurde also aufs Moped geschnallt und los ging's: ab in die Kneipe! Dort angekommen, gab er mir fünf Mark und setzte mich vor die Spielautomaten. Ich glaube, es war Glücksspiel. Zumindest freute ich mich immer, wenn drei gleiche Kirschenpaare erschienen. Währenddessen turtelte er mit seiner neuen Liebe, der Wirtin. Wie praktisch war das denn?

Okay, ich war dick und komisch, aber nicht blöd. Natürlich roch ich den Braten. Ich wusste nie genau, was da lief. Aber dass was ganz schön faul war, das war mir klar. Doch wie man sich vorstellen kann, war es damals relativ einfach, mich zu bestechen.

»Papa, ich sag's Mama!«

»Und wenn ich dir noch mal fünf Mark gebe?«

»Nein! Ich will zu Mama!«

»Okay, noch 'ne Limo und ein Eis?«

»Zwei Eis! Und fünf Mark!«

Schön, ich gab nach. Aber nur bis zu einem gewissen Punkt oder einer gewissen Anzahl an Eiskugeln. Außerdem verbat ich mir Tätscheleien jeglicher Art und biss zu, wenn die jeweilige Dame versuchte, mir in die Wange zu kneifen. Schließlich hatte ich auch meinen Stolz.

Manchmal kam Papas »Damenbesuch« auch zu uns nach Hause. Mama war meistens im Krankenhaus und ich, wenn ich Glück hatte, bei Oma. Aber nicht immer. Und einer dieser Tage endete zumindest für mich unter dem Esstisch. Ich musste mich nämlich aus der Gefahrenzone in Sicherheit bringen. Denn was Papa auf dem Esstisch mit der Wirtin machte, das musste er meiner frühzeitig aus dem Krankenhaus entlassenen Mutter dann doch selbst erklären.

»Ich wollte nur ein Bier trinken gehen und dann, dann ist sie, äh, mir was dazwischengekommen.«

Ja, auch Otto verließ im entscheidenden Moment die Kreativität so manches Mal.

Aufgrund dieser und sicherlich auch einiger anderer Situationen (von denen ich dank Oma – Puppenklamotten hin oder her – nicht alle mitbekam) trennten sich meine Eltern, als ich sieben war. Damit schieden sich die Wege unserer kleinen Familie. Omi zog samt ihrer holländischen Puppenlegion in eine eigene Wohnung nach Benhausen und mein Vater kaufte eine Bruchbude von Haus in Neuenbeken. Ich blieb bei Mama.

Wir zogen in eine kleine Wohnung im ersten Stock eines Mehrfamilienhauses in einem Randgebiet von Paderborn. Ja, Randgebiet Paderborn. Das war fies – einfach so weg aus der Metropole. Es war unglaublich langweilig dort. Ja, schlimmer geht immer. Oder: Was mich nicht umbringt, fress ich auf.

Neuer Ort, neue Schule, neue Hänseleien ... Die Erfolgsbilanz meines ersten Schultages: 17 Gesichter, die mich belächelten, acht, die mich ignorierten, 15 neue Schimpfworte gelernt, zwei neue Spitznamen bekommen (»Kuheuter« und »Eisentitte« – ja, meine Brüste waren für ein siebenjähriges Mädchen riesengroß und knüppelhart;

Wegbandagieren hatte ich versucht, war aber gescheitert). Zudem war mir ein Zahn ausgeschlagen worden.

Mama meinte: »Hätte schlimmer kommen können.«

Und ich fürchte, da hatte sie ausnahmsweise mal recht.

Was Opa wohl dazu gesagt hätte? Wahrscheinlich: »Stevi, wenn du dich ärgerst oder traurig bist, mach 'ne Faust! Das hilft immer!«

Eine altbewährte Kriegsweisheit, nehme ich an.

Ich wurde dicker und dicker. Vielleicht hätte irgendjemand meiner Mutter sagen müssen, dass ein Tiefkühllieferant als ausschließlicher Ernährer nicht gesund sein kann. Auch dann nicht, wenn dieser Lieferant »Hausmannskost« heißt. Aber *Die Super Nanny* gab es damals noch nicht. Schokolade schon. Gibt's eigentlich noch Pommes, Mutti?

Statt der Super Nanny zog sehr bald die jüngere Schwester meiner Mutter zu uns: meine Tante Helga. Denn so oft, wie meine Mutter im Krankenhaus war, wäre ich sonst schon mit sieben Jahren Alleinversorgerin geworden. Rückblickend wäre das vielleicht gar nicht so schlecht gewesen. Denn leider war Tante Helga, die auf der Couch im Wohnzimmer schlief, schwere Alkoholikerin. Dass etwas nicht stimmte, merkten wir erst, als Mama einen Schluck aus Helgas »Mineralwasserflasche« nahm, um ihn unmittelbar danach im hohen Bogen durch das Wohnzimmer zu spucken. Verrückt! Es schien, als könnte meine Tante aus Wasser Korn machen. Halleluja!

Und so kam es, dass auch mein Tantchen sehr oft weg war. Mal auf Kneipen-, mal auf Entzugskur. Dann passte Oma auf oder ich wurde zu den Nachbarn abgeschoben. Bei denen war ich wirklich gern. Da durfte ich nämlich so viel fernsehen, wie ich nur wollte. Ich sah *Knight Rider*, das *A-Team* oder *Ein Colt für alle Fälle*. Außerdem entwickelte ich eine überraschende Leidenschaft für Wrestling und verliebte mich ein bisschen in Hulk Hogan. Ich fand seine Haare toll. Vielleicht begann ich deshalb später, meine Haare auch zu blondieren. Oder wegen Barbie. Da bin ich mir jetzt nicht mehr sicher.

Neben den männlichen Superhelden bewunderte ich Pippi Langstrumpf über alles, sie war mein großes Vorbild. Pippi und ich, wir wohnten beide allein. Doch im Gegensatz zu mir fand Pippi immer eine Lösung und war so stark, dass sie den bösen Jungs einfach ein paar auf die Zwölf geben konnte, wenn es sein musste. Ich wäre gern so wie sie gewesen: stark, reich, schlank ... unbeschwert.

Während ich also Stunden vor dem Fernseher verbrachte und mich in andere Leben träumte, vernaschte ich ordentlich viel Zeug. Denn natürlich hatte ich auch bei den Nachbarn schon bald den Süßigkeitenschrank entdeckt, dessen Inhalt ich großzügig mit der Katze teilte. Ich liebte dieses Fellknäuel, das sich immer an mein Bein schmiegte und dabei wonnig schnurrte. Auch wenn mir ein gepunktetes Pferd und ein Affe, so wie bei Pippi, noch lieber gewesen wären. Aber bei uns zu Hause waren Tiere nun mal strengstens verboten. Der Vermieter war dagegen und Mutti auch. Sie sei allergisch gegen diese Biester, meinte sie. Daher waren die Stunden bei den Nachbarn, das Fernsehen und vor allem das Kuscheln mit dem Kätzchen mein absolutes Alltags-Highlight. Da hatte mich jemand lieb und zeigte es mir auch. Ich fühlte mich sauwohl. Es war ein bisschen wie Urlaub vom Leben.

Doch wie das so ist, geht jeder Urlaub mal zu Ende. Und oft erwartet einen nach der Rückkehr eine böse Überraschung. In meinem Fall war es kein Wasserrohrbruch oder unangenehmer Behördenbrief. Es war meine gerade zurückgekehrte Tante Helga, die bewegungslos auf der Couch lag. Egal was wir anstellten, niemand schaffte es, Tante Helga aufzuwecken, denn sie war tot.

Trotz dieses tragischen Ereignisses denke ich auch heute noch oft und gern an meine Tante Helga zurück – wenn auch mit einer Träne im Knopfloch. Denn sie war damals genauso alt wie ich heute: 37 Jahre.

ZWEI KANINCHEN,
DER KLEINE VAMPIR UND ICH

Gewicht: 39 Kilo

*Gefühlslage: Ich weiß, dass die Stimmen in meinem Kopf nicht real
sind, aber sie haben so wahnsinnig geile Ideen!*

Der Tod von Tante Helga nahm meine Mutter weit mehr mit als mich.
Mutti verging fast vor Schuldgefühlen. Sie hatte ihrer Schwester nicht
helfen können und war sich sicher, mich für den Rest meines Lebens
traumatisiert zu haben.

Ob oder wie sehr mich dieses Ereignis traumatisiert hat, kann ich
nicht wirklich sagen. Aber ich ließ Mutti in dem Glauben, von da an
etwas verstört zu sein, und spielte die Rolle wirklich gut. Denn ehrlich
gesagt genoss ich die Aufmerksamkeit, die ich in den nächsten Tagen
und Wochen erhielt. Mutti versuchte, mehr zu Hause zu sein, und fragte
mich ständig, ob ich reden oder noch ein Eis wollte. Auch die Kinder in
meiner Klasse schienen unter der Hand einen Waffenstillstand ausge-
rufen zu haben und schonten mich für eine ungewöhnlich lange Zeit.
So bekam ich die Chance, mal durchzuatmen – auch wenn ich das
Nachbarskätzchen in der Zeit schrecklich vermisste. (Natürlich fand
ich dafür bald eine Lösung in Form eines streunenden roten Katers,
den ich heimlich fütterte und »Champagner« nannte!)

Die Schonzeit hielt natürlich nicht für immer an. Denn grundsätz-
lich ändern sich Menschen nicht und gerade Kinder vergessen schnell.
(»Warum ärgern wir eigentlich die Dicke nicht mehr?«) Schon bald
kehrten wieder Normalität und Alltag in mein Leben ein. Auf dem
Pausenhof bekam ich Schimpfwörter zu hören und Mutti musste wieder
öfter ins Krankenhaus.

Ich war also erneut auf mich allein gestellt und hatte, wie seinerzeit
mein Vater, sehr viel Freiraum. Allerdings hatte er mir – anders als der

Seemannsvater von Pippi Langstrumpf – keinen Koffer voller Gold dagelassen und im Gegensatz zu ihm hatte ich auch keine Geliebten, mit denen ich Unsinn hätte treiben können. Ganz im Gegenteil: Ich war ein Kind und hatte keinen einzigen Freund, geschweige denn eine Freundin. Ich konnte zwar tun und lassen, was ich wollte, aber eben nur allein.

Also tat ich, was Kinder ohne Aufsichtspersonen eben so tun: Ich begann zu rauchen, kaufte meine ersten (und letzten) Pornohefte oder schaute Horrorfilme und den Tatort. Ich tat alles, was ich nicht durfte. Trotzdem würde ich nicht sagen, dass ich meine Möglichkeiten bis aufs Letzte ausgereizt hätte. Ich beklaute niemanden, zündete keine Häuser an und wurde auch nicht schwanger.

Verbotene Dinge tun macht unheimlich viel Spaß. Doch leider nicht allein. Ich war so furchtbar einsam, dass ich bei der Auswahl meiner Freunde irgendwann nicht mehr besonders wählerisch war. Für richtige Freunde, also solche, die nicht mit 13 schwanger werden oder Geld von ihren Eltern stehlen, war ich einfach zu neu im Ort und natürlich viel zu fett! Vielleicht war ich auch einfach nur zu anders als die anderen Kinder. Wie Asterix sagen würde: »Ich habe nichts gegen Fremde. Aber diese Fremden sind nicht von hier!«

Wie immer versuchte ich, das Beste aus der Situation zu machen. Ich hatte keine Freunde, denn niemand beachtete mich. Also war es an der Zeit, aufzufallen. Zuerst erzählte ich nur absurde Märchen – etwa, dass ich eine verwunschene Fee oder als Baby in den Zaubertrank gefallen sei. Als mir niemand glaubte, griff ich zu härteren Mitteln. So überflutete ich im Winter unseren riesigen Balkon mit Wasser und ließ die Kinder des Ortes darauf Schlittschuh laufen. Allerdings gegen einen geringen Unkostenbeitrag von zehn Pfennig. Schließlich sollte nicht auffallen, dass ich einsam und verzweifelt war.

Leider hielten die Fliesen auf dem Balkon diesem Getümmel nicht stand und mussten komplett ausgetauscht werden. Unser Vermieter war stinksauer. Ich dagegen stellte schnell fest, dass ich auf dem richtigen Weg war. Denn die Balkon-Schlittschuhbahn war ein guter Anfang, aber proportional zum Ärger nicht rentabel genug. Allein konnte ich zu wenig ausrichten. Mir fehlte mein A-Team, die Nachbarskinder von Pippi Langstrumpf, Tom und Annika, oder wenigstens das Auto K.I.T.T., das mich aus brenzligen Situationen mit dem Turbo Boost hätte rausholen können. Ich brauchte dringend Verstärkung.

Also suchte ich mir Verbündete. Und da kamen mir natürlich meine Kontakte in die »Falsche-Freundinnen-Szene« sehr zugute. Zufällig wohnte eines dieser Mädchen in einem Neubaugebiet mit großer Spielstraße zwischen den Häuserblocks. Also, Kommando los, Schlauch raus, Wasser marsch! Nach fünf Stunden war das neue Winternaherholungsgebiet »Mega-Eisbahn am Arsch Paderborns« eröffnet. Was für eine Party!

Doch diesmal waren nicht nur die Vermieter sauer, sondern alle Anwohner einschließlich Polizei. Ups! Und da alle anderen mal wieder schneller davonrannten als ich (Rennen? Was war das?), war ich die Einzige, die verantwortlich gemacht wurde. Trotz des ganzen Ärgers, den meine Mutter ausbaden musste, da sie zumindest vor dem Gesetz für mich haftete, war eines geschafft: Ich war im Gespräch. Viel hilft viel. Ich war angefixt und suchte nach neuen Herausforderungen, um aufzufallen.

Ich bildete mich weiter, indem ich den ganzen Tag über vor der Glotze saß, und fand schnell neue Vorbilder. Besonders angetan hatte es mir in der Zeit die Fernsehserie *Der kleine Vampir*. Kurzerhand schrottete ich drei Schränke im Hochformat, hievte sie auf den Balkon, legte sie hin und malte sie schwarz an, sodass sie aussahen wie Särge. Zugegeben: Hartz-IV-Särge. Aber immerhin. Von da an schlief ich auf dem Balkon in einem der Schränke und lud neugierige Freundinnen zu mir auf ein Glas »Blut« ein. Die Spiegel in unserer Wohnung hängte ich natürlich ab und bat Freundinnen, kein Kreuz als Schmuck um den Hals zu tragen. Wennschon, dennschon. Außerdem durchsuchte ich unseren Keller nach schwarzem Stoff für einen vernünftigen Umhang (das gehörte schließlich zu einer gestandenen Vampirin dazu), fand aber nur alte Jutesäcke, die ich kurzerhand zu einem Umhang umfunktionierte. Diese uralten Säcke stanken erbärmlich. Aber so konnte ich mich wenigstens sehen lassen, wenn ich mich nachts heimlich davonstahl, um die Kirche im Ort rannte und »Uhuhuuu« brüllte.

Spätestens als die Eltern der Kinder von meinem neuen Hobby erfuhren, waren die neu gewonnenen Freundschaften wieder dahin. Klar, alle wollten mit einem Vampir befreundet sein, aber niemand mit einer dicken Verrückten.

Ebenso schief ging meine Froschplantage. Ich sammelte Kaulquappen und vergaß sie auf dem Balkon. Seltsamerweise entwickelten sie sich ohne mein Zutun zu ausgewachsenen Fröschen und hüpften vom dritten Stock nach unten auf den Hof. Schon mal Magnolia gesehen? Genau: Es regnete Frösche. Und wer war schuld? Na klar: die Dicke.

Immerhin hatte ich in der Schule inzwischen meinen Platz gefunden: hinten links, wo ich niemandem im Weg saß, niemandem die Sicht nahm und nicht weiter störte. Leider wurde ich zu Kindergeburtstagen immer noch nicht eingeladen. Vielleicht wurde ich – unauffällig, wie ich da hinten links saß – einfach vergessen. Zugegeben, das war bei meinen Ausmaßen eher unwahrscheinlich. Viel näher lag, dass sie mich einfach nicht einladen wollten. Weil ich Frösche züchtete und im Schrank auf dem Balkon schlief. Weil ich komisch war.

Vielleicht hatten sie aber auch Angst, dass ich ihnen den Geburtstagskuchen wegfressen könnte – samt Kerzen. Das war berechtigt. Denn ich fürchte, mein Spruch »Ihr könnt alles von mir haben, aber nicht mein Essen!« war nicht der gewinnbringendste auf dem Pausenhof.

Aber ich wollte doch so gern zu den vielen Kindergeburtstagen mit all den leckeren Kuchen, Schokomuffins und Gummitieren – Feiern, die es bei mir zu Hause nie gegeben hatte, die ich nur aus Erzählungen und dem Fernsehen kannte. Ich musste da unbedingt hin. So beschloss ich, ohne Einladung, aber mit Geschenken bei diesen Kindergeburtstagen aufzutauchen. Denn wenn ich erst mal vor der Tür stehen und große, traurige Einzelkindaugen machen würde, dann musste das doch funktionieren – dickes Kind hin oder her.

Also suchte ich nach einer kreativen und im Idealfall kostengünstigen Lösung. Vielleicht könnte ich den Vater von Pippi finden und um ein paar Goldstücke bitten? Denn mein Taschengeld war immer schon am dritten Tag des Monats aufgebraucht. Cherry Coke und Mohrenkopfbrötchen waren eben teuer.

Auf der Suche nach einem geeigneten Geschenk schaute ich mich in meinem Zimmer um. Aber alles, was ich sah, wollte ich lieber selbst behalten. Also musste ich eben im Wohnzimmer nachschauen. Ah! Mamas Bücher, Konsalik und Co. Spitze! Oder das: *The Joy of Love*. Klang auch spannend.

»Ui, was sind das denn für schreckliche Bilder? Das mag Mama bestimmt nicht mehr haben.«

Ja, von dieser Art gab es einige und somit umgerechnet ganz schön viele Geburtstagskuchen. Ich packte ein Buch ein, stiefelte zur Geburtstagsfeier und klingelte. Die Mutter machte die mit Luftballons geschmückte Tür auf und sah mich erstaunt (und zugegebenermaßen etwas mitleidig) an. Zack, machte ich die Einzelkindaugen, streckte ihr mein Geschenk entgegen und voilà: Ich trat ein ins Süßigkeitenparadies. Alle sahen mich überrascht und etwas angewidert an, aber das war mir egal. Denn auf mich wartete Schokoladentorte!

Außerdem wollte ich ihnen auf der Stelle, an ihrem großen Tag, all ihre Gemeinheiten heimzahlen. Nichts war dafür besser geeignet als ein Kindergeburtstag. Denn da konnte man beim Topfschlagen schon mal danebenhauen. Das passiert doch, oder? Bei »Ochs am Berge« glich ich eher einem Rugbyspieler und rempelte mir meinen Weg frei. Egal ob Brennball, Seilhüpfen oder Reise nach Jerusalem: Es gab Verletzte – und viele Kindertränen. Auch ich drückte die eine oder andere raus, wenn ich mal wieder »völlig zu Unrecht« beschuldigt wurde, etwas mit Absicht getan zu haben. Ich war eben ein wenig tollpatschig.

»Gibt's noch Schokokuchen?«

Natürlich machte ich mir so keine neuen Freunde. Aber ich war wütend und schlug zurück – mit den Waffen eines Kindes. Eines hilflosen Kindes. Vermutlich war das den meisten Müttern auch völlig klar. Sie hatten Mitleid mit mir. Daher schickte mich auch niemand weg. (Nur einmal, als ich das Geburtstagskind in den Arm biss. Da konnte nicht mal ich mich noch rausreden.)

Nach einigen dieser Überraschungsangriffe war ich gefürchteter als die Russenmafia. Aber ich war da, wo ich hinwollte: im Schoko-Eden – und in Gesellschaft. Dass keines meiner mitgebrachten Geschenke kindgerecht und einige der Bücher gebraucht waren, sogar Kommentare und Widmungen enthielten, kam erst später ans Tageslicht (ich war ja nicht blöd und hatte sie natürlich in Zeitungspapier eingewickelt). Aber da war ich, der dicke Racheengel, schon wieder weg – und satt!

Meine eigenen Geburtstage waren eher trist. Meine Mutter war meistens nicht da. Aber wenn, dann hatte sie sich für ihre Verhältnisse sehr ins Zeug gelegt und mir meinen Lieblingskuchen »gebacken«: Kalte Schnauze. Das sind in Kakao-Kokosfett-Creme aufgeschichtete Butterkekse. Lecker! Und falls andere Kinder kamen, hielt ich es wie mein großes Idol Pippi: Meine Gäste wurden beschenkt (und nicht gebissen). Zugegeben, das tat ich auch, um sicherzustellen, dass sie im folgenden Jahr wiederkommen würden.

An einen meiner Geburtstage erinnere ich mich noch sehr genau. 1985 wurde ich zehn Jahre alt und bekam von meinem Vater zwei Kaninchen geschenkt. Echte Tiere! Tiere, die atmeten, weich waren und sich streicheln ließen. Meine Mutter weiß bis heute nichts davon. Wir durften nämlich keine Haustiere halten. Wenn es nach unseren Vermietern gegangen wäre, hätten sie es noch lieber gesehen, ich hätte aufgehört zu atmen. Doch ich fand die beiden Fellproppen super und taufte sie nach den *Drei Fragezeichen* stolz Justus (mein Held – dick, schlau, allwissend!) und Bob.

Dieses außergewöhnliche lebendige Geschenk bekam ich, weil mein Vater mal wieder ein schlechtes Gewissen hatte. Denn nach einem seiner üblichen Exzesse wurde ich einmal unfreiwillig durch Omas Wohnzimmer gescheucht und stürzte unglücklich in ihren Handarbeitskorb. Als ich mir abends die Strumpfhose ausziehen wollte, war ich ziemlich überrascht, denn aus der dunkelblauen Wollstrumpfhose ragte ein langer dunkelblauer Faden heraus. Nachdem ich mich der blöden Strumpfhose entledigt hatte, schaute der Faden allerdings aus meinem Bein heraus. Ups! Ich hatte mir tatsächlich eine komplette Nähnadel samt Faden sehr tief ins Bein gerammt. Mein Vater war entsetzt, denn er gab sich (zu Recht) die Schuld für diesen »Nähunfall« und brachte mich fachmännisch ins Krankenhaus. Das war toll, denn Papa war Sanitäter und fuhr den Notarztwagen wie kein Zweiter – mit Sirene, Fluchen, Überholen und allem, was dazugehörte. Dagegen fuhr Schumacher wie ein alter Mann mit Hut. »Wer bremst, verliert«, pflegte Papa immer zu sagen.

Auf dem Röntgenbild stellte man fest, dass die Nadel abgebrochen war und mir bis zum Knochen im Bein steckte. Ich wurde operiert und mein Vater versprach mir etwas ganz Besonderes zum Geburtstag. Natürlich nur, wenn ich Mama nichts davon sagen würde. Vermutlich war das sein einziges Versprechen, das er je gehalten hat.

Ich liebte Geheimnisse. Und ich liebte Justus und Bob abgöttisch. Wirklich! Zumindest anfangs. Aber nach ein paar Wochen des heimlichen Kaninchenhütens verlor ich allmählich das Interesse am Streicheln und vor allem daran, den vollgepinkelten Schuhkarton sauber zu machen. Es stank so erbärmlich in meinem Zimmer, dass ich die Kaninchen in die Dachkammer verfrachtete. Leider erwischte mich Oma, die mich mit ihren spontanen Überraschungsbesuchen fast zu Tode erschreckte, in flagranti. Justus und Bob kamen im Gegensatz zu mir nicht nur mit dem Schrecken davon. Eiskalt beschloss Oma: Die Kaninchen müssen weg! Natürlich verpetzte sie mich nicht bei meiner Mutter. Denn Oma versuchte ihr Leben lang, Papas Schandtaten vor ihr geheim zu halten.

Kurzerhand packte meine Oma mich und die beiden Karnickel ein und stieg mit uns in den Zug, um zu ihrer Schwester zu fahren. Im Grunde war das eine gute Idee, da Tante Paula gefühlt hundert Enkel hatte und somit bestimmt einen Abnehmer für die Viecher finden würde. Ich war natürlich ein wenig bedrückt, weil ich mich von Justus und Bob trennen sollte, aber Oma versprach mir ein neues Geschenk (was zu essen?).

Die Zugfahrt war stinklangweilig und ich verbrachte die Zeit damit, mir im Zug Süßigkeiten zu organisieren. Darin war ich gut: »Entschuldigung? Essen Sie diese Gummibärchen nicht mehr?«

Am Zielbahnhof angekommen, wurde Oma ganz blass. Sie hatte die Kaninchen einfach in eine Reisetasche gepackt. Aber Kaninchen sind nun mal Nager und fanden ihre Behausung und vermutlich auch die Zugfahrt wohl so langweilig wie ich.

»Die Kaninchen sind weg!«, quietschte Oma und setzte sich mit der Reisetasche, die ein riesiges Knabberloch aufwies, auf die Bahnhofsbank.

Sie tat mir so leid, dass ich ihr sogar einen meiner Lollis schenkte. Justus und Bob fuhren weiter nach Paris. Ab und an schreiben sie noch eine Postkarte.

Zu meinem elften Geburtstag schenke mir mein Vater dann ein Schwein. Vermutlich vögelte er gerade die Metzgerin. Doch dieses Geschenk konnte ich beim besten Willen nicht mehr vor meiner Mutter verheimlichen. Stolz präsentierte ich ihr Ebi, wie ich das Schwein nicht gerade einfallsreich getauft hatte. Sie flippte total aus! Ebis Stunden waren gezählt. Mein Vater verstand ihre Reaktion zwar nicht, aber tatsächlich fand er einen Bauern in der Nähe, der ihm praktischerweise aus meinem Geschenk Blutwurst machte. Ich weinte – allerdings nur, bis ich Ebi auf meinem Teller wiederfand. Da entdeckte ich eine neue Leidenschaft für Blutwurst. Lecker! Ich glaube, meine Geschäftstüchtigkeit stammt von Papa.

LIEBESKUMMER LOHNT SICH

Gewicht: 52 Kilo

Gefühlslage: Ich bin nicht sonderbar,
ich bin eine Limited Edition!

Von meinem zwölften Lebensjahr an beherrschten Pommes mit Majo –
wahlweise auch nur Majo –, Schokopudding und die Popgruppe a-ha
mein Leben. Morten Harket sang, ich himmelte ihn an und aß. Doch
vor einer Sache ist man auch in einem Paderborner Vorort, hinter
Schokopudding verschanzt, nicht gefeit: vor der Liebe.

Als ich 13 wurde, kehrte ich Morten den Rücken, nahm das Poster
von der Wand und entschied mich für ein dreidimensionales männli-
ches Wesen: Dominik, so hieß er. Er sah aus wie ein Monchichi mit
blauer Nickelbrille, war 14 Jahre alt und machte mich schier wahnsinnig. Zum ersten Mal in meinem Leben war ich richtig verknallt und
stellte fest, dass es neben Essen noch etwas anderes Schönes auf dieser
Welt gab: die Liebe! Natürlich sprach ich auch damals von Liebe. Ich
war schließlich schon 13 Jahre alt.

Diesen großen und sehr dünnen Mann wollte ich erobern – zuerst
seine Aufmerksamkeit, dann sein Herz. Ich fantasierte von einer Hochzeit in Weiß. Natürlich würde ich wunderschön und schlank aussehen,
in einem Traum aus weißem Tüll. In meinem Kopf hatte ich alles schon
perfekt geplant. Doch bis es so weit war, gab es einiges zu tun. Schritt
eins war, Dominik zu imponieren – am besten mit sichtbaren Hüftknochen. Denn wie sollte ich sonst in dieses Hochzeitskleid passen?
Ich musste schlank werden! Sofort. Ich hatte ein Ziel und keine Zeit zu
verlieren. Also legte ich den Puddinglöffel zur Seite und hörte abrupt
auf zu essen. (Über meine damalige Figur wäre ich Jahre später vermutlich froh gewesen.)

Um Dominik im Sturm zu erobern, versuchte ich, ihm so ähnlich zu werden wie nur irgend möglich. Keine Ahnung, wie ich auf diese Idee kam. Vermutlich, weil sich die Pärchen aus der *Bravo* auch immer ähnlich sahen. Mein Problem: Dominik war schlank. Außerdem hatte er weißblonde, kurze, stoppelige Haare. Ich hatte damals lange blonde Locken, noch frei von jeglicher chemischer Veränderung. Konsequent machte ich kurzen Prozess und leitete die einzige mir mögliche Sofortveränderung ein: Um ihm zu gefallen, ließ ich mir die Haare rappelkurz schneiden. Der Haarschnitt war eine Katastrophe! Ich sah aus wie ein geschorenes Kalb, das zu viel Muttermilch bekommen hatte.

Aber dieses erste Mal sollte ich mich in meinem Traummann nicht getäuscht haben. Dominik erkannte den Menschen hinter dem Kalb und schien ihn ganz gern zu haben. Ich glaube, er fand mich lustig. Mit Ausdauer, gemeinsamen Ausflügen auf die Eislaufbahn und einer sehr mutigen Kussattacke konnte ich – oh Wunder – Dominiks Herz gewinnen.

Ich weiß es noch wie heute. Es war Samstagnachmittag und somit Discolauf auf der Eislaufbahn von Paderborn. Das bedeutete: schummriges Licht und Kuschelrockmusik – die perfekte Ausgangssituation, um unsere platonische Freundschaft auf die nächsthöhere Stufe zu heben.

Dominik und ich waren schon zweimal dort gewesen. Tatsächlich war Eislaufen eine der wenigen Möglichkeiten, die ich nutzte, um mich schneller als sonst – also im Schneckentempo – fortzubewegen. Dank meines früheren Einfalls mit den selbst gebauten Eislaufbahnen konnte ich mich ganz gut auf Schlittschuhen halten. Irgendwie fühlte ich mich leicht auf den Schienen unter meinen Füßen, grazil wie eine Eisprinzessin – ein unbekanntes, schönes Gefühl.

An jenem Samstag versuchte ich mal wieder, Dominik mit gewagten Pirouetten zu imponieren. Das gelang mal besser, mal weniger gut. Ich setzte mich regelmäßig auf meinen Hintern. Aber all die blauen Flecken waren es wert. Denn immerhin brachte ich Dominik zum Lachen und er kam sofort eifrig angeschlittert, um mir wieder aufzuhelfen.

Dabei griff er nach meiner Hand. Auch wenn meistens ein dicker Handschuh dazwischen war, lief es mir bei dieser Berührung heiß und kalt den Rücken runter. Ich spürte förmlich, wie sich meine Wangen rot färbten und ich das dämliche Grinsen nicht mehr aus dem Gesicht bekam.

Bei einer dieser Gelegenheiten nahm ich all meinen Mut zusammen, ließ mich nach oben ziehen (wobei ich unauffällig mithalf, damit er nicht merkte, wie schwer ich tatsächlich war) und traf mit meinen Lippen auf seine. Zumindest fast, denn trotz der Schlittschuhe war Dominik immer noch ein ganzes Stückchen größer als ich. Ich erreichte also gerade mal sein Kinn. Aber er hatte die Attacke verstanden. Nach einem kurzen Moment der Irritation (Männer!) beugte er sich zu mir herunter und tat es: Er gab mir den ersten Kuss meines Lebens. In diesem Moment fühlte ich mich wie ein neuer Mensch. Nichts auf der Welt war schöner als dieses Gefühl, nicht einmal essen.

Von da an »gingen« Dominik und ich miteinander. Aber um auf Nummer sicher zu gehen, fragte ich ihn das umgehend nach dem Kuss bei einer Portion Pommes und er mampfte ein »Ja, warum nicht«. Ich war so glücklich!

Unsere unschuldige Liebe hielt über ein Jahr. Unschuldig deshalb, weil wir das mit dem ersten Mal nicht hinbekamen. (Die Entjungferung übernahm später der Frauenarzt mit seiner Eisenzange. Autsch!) Nicht, dass wir es nicht versucht hätten. Wir waren äußerst experimentierfreudig und außerdem unzertrennlich. Wir gingen nicht mehr oft eislaufen, aber gern Eis essen. Wir hielten Händchen im Kino und teilten uns Popcorn und Cola. Und, wie gesagt, wir probierten uns aus – miteinander und gegenseitig. Meistens bei mir, weil ich immer sturmfrei hatte (danke Mama!).

Dominik hatte, genauso wie ich, noch keine Erfahrungen in diesem Bereich. Wir waren wie zwei Pioniere auf geheimer Mission. Als er mir zum ersten Mal unter das T-Shirt fasste, schämte ich mich fürchterlich und zog so lange den Bauch ein, bis ich blau anlief. Doch als ich merkte, dass ihn das, was er da zu greifen bekam, offensichtlich in Begeisterung versetzte, begann ich, mich ein wenig zu entspannen. Trotzdem bestand ich bei allen Anfassgeschichten darauf, das Licht auszumachen.

Vielleicht hat es deshalb mit dem ersten Mal nie geklappt – weil wir nichts sehen konnten. Vielleicht aber auch, weil ich mich doch immer zu sehr schämte. Mir machte das alles wahnsinnig viel Spaß, aber ein Rest Scham verschwand nie ganz. Ich dachte immer: Das kann ihm doch jetzt keinen Spaß machen, sich da durchzuwühlen. Darüber sprach ich natürlich nie mit ihm. Leider!

Als er mich dann eines Tages wegen einer anderen verließ, dachte ich, meine Mutter hätte doch recht gehabt. »Männer sind Arschlöcher« war ihr Motto. Ich war so verletzt, traurig und wütend. Vielleicht auch, weil ich ihn sogar in flagranti erwischte, ausgerechnet auf unserer Eislaufbahn. Da stand er und knutschte mit seiner neuen Freundin. Von wegen, er sei Fußball spielen! Und diese Frau war noch dazu eine langhaarige Blondine, die aus nichts außer Haut und Knochen bestand. Nun tat er all das mit ihr, was ich ihm beigebracht hatte: aufhelfen, küssen und anfassen. All das tat er mit einer anderen, die im Bett bestimmt nicht so verkrampft sein würde wie ich.

Das Schlimmste daran war: Ich konnte Dominik irgendwie verstehen. Diese Frau war toll, ich nicht. Ich war am Boden zerstört. Während Dominik also Hüftknochen entdeckte, entdeckte ich Knoppers, verlor den Kampf gegen die Kalorien und hatte allerhand damit zu tun, mich schrecklich zu finden. Und darin war ich wirklich gut.

LUFT UND LIEBE MACHEN NICHT SATT

Gewicht: 42 Kilo

Gefühlslage: Ich? Verrückt? Ja! Verrückt nach Liebe!

Irgendwie überlebte ich die erste Liebe. Dominik auch – zunächst zumindest. Erst viele Jahre später erfuhr ich, dass es ihm weitaus schlimmer ergangen war als mir. Er war auf die schiefe Bahn geraten, hatte Drogen genommen und sich im Alter von 18 Jahren vor einen Zug geworfen. Ich weiß nicht, ob es mit der schlanken Frau zu tun gehabt hatte, aber ich weiß, dass mein dicker Hintern sein geringstes Problem gewesen war.

In der Zeit meines ersten (und leider nicht letzten) Liebeskummers begann ich, wie verrückt zu malen. Schon als Kind hatte ich mir vorgenommen, später einmal Kunstmalerin zu werden, und alles beschmiert, was mir zwischen die Finger gekommen war. Ich malte und malte und malte, geradezu manisch. Das Malen war vermutlich die einzige Sache, die mich neben Jungs und Essen noch interessierte. Ich malte aus Kummer und fraß aus Frust.

Doch im Gegensatz zum Essen hatte das Malen einen wirklich positiven Effekt auf meine Gemütslage. Nicht nur, weil ich davon nicht dick wurde. Wenn ich malte, hatte ich ein sonderbar schönes Gefühl. Ich glaube, es war Leichtigkeit. Ich fühlte mich frei und federleicht, fast wie beim Eislaufen. Nur mit weniger blauen Flecken. Das könnte auch meine spätere Berufswahl erklären. Eines kann ich schon mal verraten: Kunstmalerin wurde ich nicht.

Ich war also mitten in der Pubertät und hatte ein gebrochenes Herz. Eigentlich ein normaler Zustand, der sich allerdings sehr fatal auf mein Essverhalten auswirkte. Denn mein anfänglicher Kummer, der sich in Fressanfällen geäußert hatte, schlug bald in das komplette Gegenteil um. Ich trat in einen Hungerstreik und hörte einfach auf zu essen.

Er liebt mich, er liebt mich nicht, er liebt mich, er liebt mich nicht. Nicht. Nicht. Nicht! Ich bekam keinen Bissen mehr runter, konnte kein Essen bei mir behalten und half auch hin und wieder mit dem Finger nach. Dadurch nahm ich extrem ab und entwickelte sogar eine Art Magersucht.

Allerdings wurde meine Radikaldiät ebenso radikal unterbrochen, wie sie begonnen hatte. Und zwar von meiner Mutter, die mich »zärtlich« ihren kleinen »Hals mit Ohren« nannte und diesen auch wieder zurückhaben wollte. Durch diverse Magenoperationen hatte sie es inzwischen geschafft, schlank, ja sogar untergewichtig zu werden. Doch anstatt die längst überfälligen Abnehmversuche ihres pubertierenden Pummelchens zu unterstützen, versuchte sie, ihren Mops mit Sanostol und Vitaminsaft zwangszuernähren.

Ich ertrage bis heute keine Säfte, die mehr als zwei Geschmacksrichtungen haben. Nur durch die Saft-Zwangsernährung meiner Mutter fing ich langsam wieder an zu essen und nahm – wie sollte es anders sein – rasant zu!

Als ich psychisch aus dem Gröbsten raus war und physisch wieder auf meinem üblichen Fettlevel, wandte ich mich dem Nächstliegenden zu: unserem Nachbarsjungen Sascha. Ich schätze, ich bin ein Stehaufmännchen!

Sascha wohnte zwei Häuser weiter und saß auch in der Schule neben mir. Und: Er fand mich doof! Aber wenn man wie ich mit Beziehungskomödien im Fernsehen aufgewachsen war, wusste man, dass das die beste Voraussetzung für eine romantische Liebesgeschichte mit Happy End war! Bridget Jones war schließlich auch nicht die Dünnste und am Ende kloppten sich die Typen um sie.

Von nun an schmiedete ich Pläne, wie ich Sascha für mich gewinnen konnte. Dazu schöpfte ich meine Kreativität voll und ganz aus. Mein Kampfgeist war zurück. Ich gab vor, seinen Superhelden Rambo ebenso zu lieben wie er. Ich beschmierte mein Federmäppchen mit »I LOVE YOU« und drehte es ihm mehr als auffällig zu. Ich tauschte meine

Drei-Fragezeichen-Bücherkollektion gegen ein nagelneues, sauteures BMX-Rad. Ich schenkte seiner Mutter Blumen! Ich ging über Umwege nach Hause, um »zufällig« an seinem Haus vorbeizukommen, und bemalte »sein« Bushaltestellenhäuschen mit unseren Initialen in Herzform. Natürlich versuchte ich immer, im selben Bus wie er zur Schule zu fahren. Ich ließ mir die Haare wachsen und fing an, mich zu schminken.

Dennoch, es half nichts. Und als all meine Versuche keine Früchte tragen wollten, fing ich eben wieder an zu fressen. Und zu fressen und zu fressen …

Als ich mich mit 16 Jahren gerade damit abgefunden hatte, Sascha für den Rest meines Lebens aus der Ferne anzuhimmeln, passierte es. Diesmal wurde ich überrascht. Sascha küsste mich. Einfach so! Auf dem Schützenfest, wo sonst? Dass er bei diesem ersten Kuss ziemlich betrunken war, störte mich nicht weiter. Ich war mir sicher, dass er sich einfach nur Mut angetrunken hatte, um das zu tun, was er bestimmt schon seit einer Ewigkeit hatte tun wollen.

Ich schwebte im siebten Himmel. Das mir inzwischen bekannte Gefühl, glücklich verliebt zu sein, kehrte zurück. Und ich sprang darauf an wie der Pawlow'sche Hund auf seinen Glockenton. Ich wollte mehr! Ich wollte wieder im Kino Händchen halten und Popcorn teilen. Ich wollte seine Hand unter meinem T-Shirt und seinen nackten Oberkörper auf meinem spüren. Diesmal wollte ich alles richtig machen und entspannt sein, auch im Bett. Und zwar möglichst schnell, um nicht wieder gegen eine schlanke und unbeschwerte Frau ausgetauscht zu werden.

Bereits nach einer Woche sollte es so weit sein. Ich hatte alles perfekt eingefädelt. Mutti war – natürlich – im Krankenhaus. Also lud ich Sascha zu mir nach Hause ein, stellte Kerzen als einzige Lichtquelle auf und den Sekt kalt. Aus dem »Videoabend« wurde natürlich nichts. Vor lauter Angst, wieder zu verkrampfen, und weil ich es nicht besser wusste, betrank ich mich, bevor wir das erste Mal miteinander schliefen. Ich weiß, dass es passiert ist. Und ich weiß, dass es nicht besonders lange dauerte. Aber an viel mehr kann ich mich leider nicht erinnern.

Am nächsten Morgen hatte ich zwar einen wahnsinnigen Schädel, war aber mindestens genauso erleichtert, »es« endlich hinter mir zu haben. Während ich verliebt Nutellabrote schmierte, musste Sascha allerdings schon wieder los – zum Fußball. Mir schwante Übles. Und tatsächlich hielt unsere zarte Liaison gerade einmal 14 Tage. Sascha ging so schnell, wie er kam (in jeder Hinsicht). Und Mutti hatte wieder einmal recht: Männer sind Arschlöcher! Alle!

Da auf reale Männer offensichtlich kein Verlass war, besann ich mich erneut auf meine Leidenschaft für mein Idol Morten. Diese Liebe war zwar etwas einseitig, dafür aber frei von Enttäuschungen. Und er spielte auch nicht »Fußball«.

Leider blieb es in Bezug auf Sascha nicht bei dieser einen Enttäuschung. Denn in den nächsten Jahren platzte er immer wieder in mein Leben, verwirrte mich, schwor mir seine Liebe, gelobte Besserung und enttäuschte mich erneut. Eigentlich sollte man ja aus seinen Fehlern lernen, aber in diesem Fall war ich unbelehrbar. Diese Zeit war nicht nur seelisch, sondern auch körperlich die reinste Achterbahnfahrt für mich.

In meinem 16. Lebensjahr setzte ein enormer Wachstumsschub ein, der mich von Jahr zu Jahr runder werden ließ. Ich wurde extrem schnell extrem dick und jedes Jahr noch etwas fetter und fetter und fetter. Allerdings wuchs ich nicht proportional. Es war ähnlich wie bei kleinen Katzen oder Hunden: Mal wächst nur der Kopf, mal die Beine. Bei mir wuchsen mal die Oberschenkel, mal der Bauch. Oder ich ging einfach in die Breite. Das einzig Positive daran war: Mein Hintern wuchs mit, sodass ich nicht Gefahr lief, nach vorn umzukippen. Das war gut so, denn vor allem wuchsen meine Brüste – was plötzlich erhöhte Aufmerksamkeit von Männern zur Folge hatte. Und Aufmerksamkeit von Männern war ich eigentlich nur in dieser Art gewohnt: »Alter, schau mal die Dicke an! Die kloppt sich am Teich um Brot!« Oder: »Hey Püppi, hat dein Arsch 'ne Postleitzahl?«

Meine überdimensional großen Brüste schienen also ein echter Männermagnet zu sein. Und so kam kurz die Hoffnung in mir auf, dass es sich bei meinem Übergewicht nur um Babyspeck handeln und ich mit etwas Anstrengung doch noch zu einem Schwan werden könnte. Diese Hoffnung hielt aber nur kurz, sehr kurz – bis zur nächsten Pizza Hawaii.

Mit 17 Jahren begann ich meine Ausbildung zur Grafikdesignerin. Genauer gesagt zur Gestaltungstechnischen Assistentin (GTA). Für mich kam nur dieser künstlerisch-gestaltende Beruf infrage, da es sich doch schwieriger erwies als erwartet, mal eben so Kunstmalerin zu werden. Zur damaligen Zeit war diese Ausbildung eine rein schulische, eine Art Vorstufe zum Studium.

Für mich hieß es nun: wieder eine fremde Schule, wieder fremde Gesichter, noch dazu in Bielefeld. Bielefeld! Das war eine Weltreise entfernt von unserem kleinen Vorort von Paderborn. Als ich den Fahrplan der öffentlichen Verkehrsmittel für meinen Schulweg etwas genauer studierte, überlegte ich noch mal ganz kurz, doch Floristin zu werden. Aber ich sprang ins kalte Wasser und morgens um vier Uhr aus dem Bett.

Zum Duschen und Anziehen brauchte ich immer etwas länger. Es dauerte nicht nur ewig, bis ich mich endlich in die Strumpfhose gezwängt hatte, sondern noch viel länger, bis ich in den Tiefen meines Kleiderschranks endlich etwas gefunden hatte, worin ich mich wohlfühlte. War das überstanden, fuhr ich mit dem Fahrrad erst mal vier Kilometer zur Bushaltestelle, dann 45 Minuten mit dem Bus nach Paderborn zum Hauptbahnhof, um den Zug nach Bielefeld zu bekommen. Dort angekommen, lagen nur noch drei Kilometer flotter Fußmarsch vor mir, um endlich pünktlich um acht Uhr das Schulgebäude zu erreichen. Und das fünf Mal die Woche!

Super Fitnessprogramm, könnte man meinen. Wäre es bestimmt auch gewesen, hätte ich nicht schon nach kürzester Zeit beschlossen, meinen Wecker einfach gegen die Wand zu werfen. Wie oft ich in den folgenden Jahren blaumachte, geht auf keine Kuhhaut.

Meine Mutter bekam von all dem wie immer kaum etwas mit. Aber wie auch? Ich war so verdammt clever. Konnte ich mich nicht überwinden loszugehen, ahmte ich einfach meine morgendlichen Geräusche nach, so gut es ging, und versteckte mich anschließend hinter dem Wohnzimmersofa, bis meine Mutter das Haus verließ. Natürlich warf sie vorher noch einen Kontrollblick in mein Zimmer, wobei sie jedes Mal stolz war auf ihr Pummelchen, wenn sie das Bett leer vorfand. Kaum war sie weg, frühstückte ich erst einmal fett und verkroch mich wieder ins Bett. Was für ein Aufwand! Da hätte ich eigentlich auch gleich zur Schule fahren können.

Mit Anfang zwanzig war ich eigentlich schon an dem Punkt angekommen, ein Leben als normalgewichtige Frau abzuschreiben, und bereit, mich auf ein ewiges Singledasein einzustellen, am besten gleich im Kloster. Obwohl: Nur Wasser und trocken Brot?

Doch dann passierte es: Ich machte erste Erfahrungen mit Diäten und entdeckte, dass es noch etwas anderes als Fressen oder Hungern gab. Von nun an verfolgte ich mein Ziel, endlich schlank zu werden, immer verbissener. Keine Diät war vor mir sicher. Und damit wurde es nicht nur tragisch, sondern auch teuer und noch ungesünder.

KOHL MACHT HOHL.
ODER: DER VITAMINFRESSER

Gewicht: 76 Kilo

Gefühlslage: Beziehungsstatus:
Vergeben ◯ *Single* ◯ *Verliebt* ◯ *Ich mag Kekse* ⊗

Seit ich denken kann, abonniert meine Mutter Frauenzeitschriften. Und natürlich ist so ein Blatt ein Spielplatz für unglückliche und übergewichtige Frauen, die nach der rettenden Idee für ihr Problem suchen. In meinem Fall war das die Magic Soup – damals der absolute Megatrend aus den USA. Bei diesem Namen hätte ich eigentlich schon skeptisch werden müssen.

Auf Deutsch klingt das Ganze etwas weniger spektakulär: die Kohlsuppe! Und wie der Name schon vermuten lässt, isst man bei der Kohlsuppendiät nichts außer Kohlsuppe – auch wenn mir »alles außer Kohlsuppe« viel lieber gewesen wäre. Dafür darf man von dieser Gemüsesuppe so viel vertilgen, wie man nur irgendwie in sich hineinschlürfen kann. Und da Kohlsuppe kaum Kalorien oder Fett enthält, ist ein Gewichtsverlust mit dieser Diät praktisch vorprogrammiert.

Allerdings heißt es nicht umsonst: »Kohl macht hohl.« Denn diese Ernährung ist einseitig und die Versorgung mit wichtigen Nährstoffen absolut nicht gewährleistet. Die angepriesene starke Gewichtsabnahme beruht darauf, dass der Körper, bedingt durch die kalorienarme Ernährung, seinen eigenen Kohlenhydratspeicher angreift, was wiederum stark entwässernd wirkt. Man nimmt quasi kein Eiweiß zu sich, sondern nur hohles Kraut. Am Ende kann man von Glück reden, wenn man noch geradeaus laufen kann, da ebenfalls extrem viele Muskeln abgebaut werden und der Körper nicht mit ausreichend Energie versorgt wird.

Doch so weit kam es bei mir erst gar nicht. Die ersten zwei Tage lang schmeckte es erstaunlich gut. Auch am dritten Tag war die Kohlsuppe noch erträglich. Aber nach über drei Wochen Kohlsuppendiät hatte ich erst fünf Kilo runter und dauerhaft Kopfschmerzen, zudem Heißhunger auf alles – außer Kohl.

Frauenzeitschriften erzählen halt immer nur die halbe Wahrheit. Die Magic-Diät ist eine Crash-Diät und damit nicht nur ungesund wegen der fehlenden Nährstoffe, sondern der Jo-Jo-Effekt ist auch schneller da, als man »Jo-Jo« überhaupt sagen kann. Zwei Wochen nach Diätabbruch hatte ich alles wieder drauf. Und, zugegeben, sogar noch ein bisschen mehr.

Trotz meines gescheiterten Versuchs war ich nun auf den Geschmack gekommen. Ich wollte weitere Diäten ausprobieren. Denn wenn ich erst mal schlank wäre, dann, ja, dann würde es auch bestimmt endlich mit den Männern klappen.

Meine letzte Errungenschaft in dieser Beziehung war ein One-Night-Stand, der mich Susanne nannte und am nächsten Morgen fragte, ob ich ihm Geld für den Bus leihen könnte. Es konnte nur besser werden, oder?

Zu dieser Zeit war ich, abgesehen von meinem Gewicht, für meine Verhältnisse eigentlich ganz zufrieden mit meinem Aussehen. Es hatte auch schon Zeiten gegeben, da war das Schönste im Spiegel die Zahnbürste gewesen. Vor allem mochte ich meine Haare. Bauch, Beine und Po waren zwar dick, aber die Brüste eben auch. Und das Ganze war endlich auch irgendwie proportional. Na gut, alle anderen Frauen waren natürlich hübscher und viel schlanker als ich, aber es hatte Zeiten gegeben, da hatte ich noch schlimmer ausgesehen.

Den Sommer 1995 verbrachte ich ausschließlich in unserem wunderschönen Freibad in der Sonne. Das heißt: Ich röstete mich – und zwar mit allen Hilfsmitteln, die der Einzelhandel zu bieten hatte. Das lag daran, dass ich (neben Pippi Langstrumpf) ein neues Idol hatte: Pamela Anderson. Ich wollte sein wie sie! Den roten Badeanzug hatte ich mir schon besorgt. Nun störte mich nur noch die Kugel an meinem Bauch. Und die sollte durch Pektin weichen. Das war meine neueste Diätidee, die mir in der Apotheke empfohlen worden war.

Apfelpektin hilft, Cholesterin abzubauen, wirkt heilend bei entzündetem Darm, beschleunigt den Aufbau neuer Darmzellen und kann durch seine Quellfähigkeit unterstützend bei einer Diät eingesetzt werden. Denn das gequollene Apfelpektin löst ein Sättigungsgefühl aus. Oder auch nicht ...

Ich verrührte also der Anleitung entsprechend eine halbe Stunde vor meinen Mahlzeiten zwei bis drei Esslöffel Apfelpektin in Wasser oder Saft und trank das Ganze tapfer aus. Danach fühlte ich mich leider immer wie ein aufgequollener Walfisch. Allerdings ein aufgequollener Walfisch im roten Badcanzug.

Auch nach zwei Wochen mit diesem Weltraumgelee tat sich rein gar nichts bei mir. Die einzige Veränderung an meinem Körper betraf meine Haut, die mal so rot wie mein Badeanzug war, dann einen Zartbitterschokolade-Ton (so wie Toblerone) annahm und schließlich abpellte. Ich verlor keine Fett-, aber dafür Hautschichten, was besonders zur Erheiterung des damaligen Freundes meiner Mutter beitrug, der bei einem gemeinsamen Badeausflug ein Foto von mir schoss, bevor ich »Cheese« sagen konnte.

Dieses Foto bekam ich allerdings erst einige Wochen später zu Gesicht, als morgens um halb sechs das Telefon klingelte und eine Stimme in mein Ohr brüllte: »Du bist in der *BILD!* Eine halbe Seite groß! Im Badeanzug!«

Schlagartig alterte ich um zehn Jahre und verließ für den Bruchteil einer Sekunde meinen Körper. Nach diesem Schreckmoment zog ich mich an, »stürmte« los und besorgte mir mit einem Kopf, der vermutlich die Farbe meines Badeanzugs hatte, eine *BILD*. In einer Ecke im Kurpark, an dessen Kiosk ich mein »Todesurteil« erstanden hatte, schlug ich die Zeitung auf und war auf das Schlimmste gefasst.

Doch oh Wunder: Ich hätte mich fast selbst nicht wiedererkannt. In dem Artikel ging es um einen Pamela-Anderson-Wettbewerb und ich war mittendrin – quer über die ganze Seite! Quer macht schlank, stellte ich erleichtert fest und fand zum ersten Mal die Bildbearbeitungsprogramme der Printmedien völlig in Ordnung. Ich sah richtig sexy aus und machte Pam alle Ehre. Mein Bauch war gut versteckt, denn auf dem lag ich. So kam auch mein Dekolleté sehr gut zur Geltung, und das konnte sich wirklich sehen lassen. Vielleicht nahm es deshalb auch drei Viertel des Bildes ein.

Leider konnte ich meinen kleinen »Ruhm« nicht lange genießen. Denn mein Bauch wuchs beständig weiter und hängte Schenkel, Brüste und Po bald ab. Wie sich nach vielen weiteren Schokobroten herausstellte, war ich nicht nur dick, sondern schwanger!

Den Schwangerschaftstest machte ich heimlich auf der Toilette des Solariums, bei dem ich einen Ferienjob hatte, mit dem ich mir meine Ausbildung samt Bus- und Zugfahrkarten finanzierte. Als langsam, aber sicher der zweite Strich erschien, traf mich fast der Schlag. Mein erster Gedanke war: Scheiße! Mein zweiter Gedanke: Wenn man schwanger ist, darf man für zwei essen. Mein dritter Gedanke: Nach neun Monaten kommt dann ein Kind raus. Hilfe!

Ich war gerade erst Anfang zwanzig, mitten in der Ausbildung und Single! Und vom Vater dieses Kindes wusste ich nur, dass er mich Susanne nannte und keine zwei Mark für den Linienbus hatte. Meine Mutter würde mich umbringen. Und das konnte ich verstehen. Was sollte ich nur machen? Erst mal schnell 'n Gyros-Pita auf den Schock.

Während ich die Speisekarte des griechischen Lokals rauf und runter aß (sie boten übrigens auch Chinesisch an), wurde mir plötzlich so einiges klar. Immer dieser wahnsinnige Hunger, gepaart mit bleierner Müdigkeit. Ich Idiotin! Mein Bauch war wirklich schon mächtig gewachsen und an meine letzte Periode konnte ich mich gar nicht mehr erinnern. Die kam so regelmäßig wie der Linienbus im ecuadorianischen Hochland – wofür ich allerdings meine ständigen »Ernährungsumstellungen« verantwortlich gemacht hatte. Das heißt, ich hatte keine Ahnung, in welchem Monat oder gar in welcher Woche ich war.

Ich brauchte dringend Hilfe. Also nahm ich meinen ganzen Mut zusammen und vertraute mich meiner Mutter an. Sie brachte mich nur beinahe um. Dann begleitete sie mich sogar zur Frauenärztin, allerdings in der Hoffnung, dass ich mich dazu entscheiden würde, das Kind nicht zu bekommen. In Muttis Augen war ich eben selbst noch ein Kind – und ich fürchte, damit hatte sie ausnahmsweise mal nicht ganz unrecht. Trotzdem: Ich war mit der Situation zwar auch völlig überfordert, aber mir sicher, eine bessere Mutter sein zu können, als meine eigene es war. Was zugegebenermaßen auch nicht schwer wäre.

Also ging es erst einmal zur Frauenärztin. Anschließend wollte ich meine Optionen in aller Ruhe abwägen. Ich dachte sogar schon heimlich über Kindernamen nach. Und keine Sorge, Justus und Bob zog ich diesmal nicht in Erwägung. Vielleicht Pamela?

Als die Ärztin mich untersuchte, sah sie zuerst zwei riesige Zysten (neun und zwölf Zentimeter Durchmesser) und dann einen Embryo – ohne Herzschlag. Ich war geschockt, dann benebelt und als ich endlich begriff, was sie mir da gerade gesagt hatte, todunglücklich.

Es folgten drei qualvolle Wochen voller Selbstvorwürfe und Angst, dann wurde eine Ausschabung vorgenommen. Meine Mutter war erleichtert und lud mich nach dem Eingriff, ihrem Taktgefühl entsprechend, erst mal zu einem riesigen Eisbecher ein. Es war der erste und einzige meines Lebens, der mir nicht schmeckte.

Nach der Ausschabung pausierte ich das restliche Schuljahr, weil mich dieses Erlebnis total aus der Bahn geworfen hatte. Natürlich spiegelte sich das auch in meinem Essverhalten wider. Ich war zwar nicht mehr schwanger, aber ich fraß wie eine Frau, die Drillinge erwartete, und nahm innerhalb kürzester Zeit 15 Kilo zu. Alles schön um die Hüften herum. Ich war verzweifelt wie schon lange nicht mehr, ehrlich gesagt, wie noch nie. Und in Situationen, in denen man verzweifelt ist, greift man schon mal zu der ein oder anderen – nennen wir es mal: fragwürdigen – Methode, die Hilfe verspricht. In meinem Fall waren das Diätpillen.

DER ROSA SCHLÜPFER

Gewicht: 82 Kilo

Gefühlslage: Kann ich mal durch?
Ich suche den Weg ins Wunderland.

Mein nächstes Diätabenteuer begegnete mir also in Pillenform. Und da ich immer knapp bei Kasse war, entschied ich mich für die gerade noch erschwinglichen Formoline L112 und CM3. Formoline L112 ist ein Lipidbinder zur Unterstützung der Behandlung von Übergewicht, der Gewichtskontrolle und der Verminderung der Cholesterinaufnahme aus der Nahrung. Allerdings haben diese Appetitzügler häufig immense Nebenwirkungen und sind nur sinnvoll in Ergänzung zu einer Ernährungsumstellung. Einfach Pille schlucken und die Pfunde verschwinden von selbst – das konnte also gar nicht funktionieren. Aber das Kleingedruckte zu lesen war mir immer schon zu anstrengend. Papa Otto hatte immer gesagt: »Das ist nur Blabla!«

In meiner Verzweiflung schluckte ich die Dinger wie Smarties. Ich begann mit CM3 Alginat, das den pflanzlichen Stoff Natrium-Alginat aus der Meeresalge Laminaria digitata enthält. Nach der Auflösung der Kapsel im Magen bildet sich eine Art Gel. Ja, und das fühlt sich genauso eklig an, wie es klingt. Egal welche dieser Tabletten oder Kapseln und in welchen Mengen ich sie schluckte, satt machten sie mich nie. Ich fühlte mich, als hätte ich einen Stein im Magen, und hatte trotzdem immer wahnsinnigen Kohldampf – plus Kopfschmerzen.

Da ich mir sicher war, nur die falsche »Sorte« Pillen erwischt zu haben, probierte ich weitere aus, zum Beispiel Xenical. Es wirkt im Verdauungstrakt und verhindert, dass circa ein Drittel des Fetts im Essen, das man zu sich nimmt, verdaut wird. Das funktioniert wie folgt: Im Verdauungssystem befinden sich Enzyme, sogenannte Lipasen, die helfen, das Fett zu zersetzen. Xenical heftet sich an diese Enzyme und hindert sie daran, einige der Fette, die man durch Essen zu sich genommen hat, aufzuspalten. Das unverdaute Fett wird dann durch das Verdauungssystem auf natürlichem Wege zersetzt und ausgeschieden. Das heißt, die Fette gehen genauso raus wie rein. Xenical sollte man nur in Verbindung mit kalorienreduzierter Kost einnehmen. Aber ich dachte, wenn ich schon diese Pillen schlucke, darf ich mir auch was gönnen.

Natürlich hatte ich so keinen Erfolg. Die Kilos blieben. Daher griff ich ein letztes Mal in das Diätpillenregal. Diesmal versuchte ich Reductil, auch bekannt als Meridia. Das ist ein Wirkstoff, der die Neurotransmitter Noradrenalin und Serotonin beeinflusst. Als Folge wird dem Gehirn Sättigung suggeriert. Das Verlangen zu essen wird reduziert, damit die Kalorienaufnahme und allmählich auch das Gewicht. Allerdings muss natürlich auch während der Einnahme dieses Medikaments auf eine angemessene Ernährung geachtet werden. Ebenso sollte man sich sportlich betätigen, um nach Beendigung der Behandlung das neue Gewicht halten zu können. Außerdem sollte alles ärztlich betreut werden. An all das hielt ich Stur- oder Dummkopf mich natürlich mal wieder nicht. Dennoch purzelten anfangs so einige Kilo.

In dieser Diätpillen-Zeit fuhr ich auf dem Weg nach Hause täglich an einem Secondhand-Klamottenladen vorbei. Normalerweise hingen im Schaufenster Abendkleider und scheußliche Trachten. Doch an einem Nachmittag hing dort ein Brautkleid! Um genau zu sein: mein Traumkleid! Es sah aus wie das Prinzessinnenkleid, von dem ich schon zu Dominiks Zeiten geträumt hatte. Darin würde ich aussehen wie die Kaiserin Sissi – vorausgesetzt, ich würde jemals heiraten. Gut, ich war dafür noch viel zu jung und weit davon entfernt, einen brauchbaren Kerl an meiner Seite zu haben, aber vielleicht geschahen ja noch Zeichen und Wunder?

Ich kaufte das Kleid für tausend Mark. Nicht, dass ich es mir nach all den teuren Diätpillen hätte leisten können, aber dank Reductil passte es mir zu dem Zeitpunkt wie angegossen. Eine enger gemachte Größe vierzig. Es war ein Traum – mein Traum.

Als ich einige Jahre später tatsächlich heiraten wollte, probierte ich das Kleid natürlich Wochen vorher an. Oder besser: Ich versuchte es! Denn gleich beim ersten Versuch sprengte ich den Reißverschluss. Als dann der große Tag kam, heiratete ich in einer Art Großraumzelt. Das Pferd von hinten aufzuzäumen funktionierte in diesem Fall leider nicht. Doch eines hatten all diese Dinge gemeinsam: Reductil, das Kleid und meine erste Ehe waren eher Kurzzeiterfolge.

Parallel zu meinem Diätpillen-Desaster ließ ich mich von einem esoterischen Trip einer meiner Freundinnen anstecken. Sie erzählte mir von weißer Magie und lieh mir ein Buch. In dem stand, wie man sich Wünsche erfüllen könnte. Toll! Ich hatte da so einen großen Wunsch auf Lager. Und für dessen Erfüllung war ich inzwischen auch bereit, an Wunder, weiße oder schwarze Magie, selbst an den Teufel höchstpersönlich zu glauben.

Abrakadabra und los ging's: Man nehme eine Sommernacht mit Vollmond, einen Kirschbaum, sieben braune Kerzen, ein Seidentuch (geht auch ein rosa Seidenschlüpfer?) und Pergamentpapier, auf das man den Wunsch schreibt. Damit sich dieser Wunsch erfüllt, muss man alles zusammen in der Abenddämmerung unter besagtem Kirschbaum vergraben. Äh, ja. Mein schöner Schlüpfer! Aber ich schätze, für Wunder muss man wohl Opfer bringen.

Ich zerschnitt also meinen Lieblingsschlüpfer und nähte den Wunsch darin ein. Na gut, ich tackerte ihn darin ein. Ich kann nämlich nicht nähen und klebe bis heute sogar Knöpfe an. Die braunen Kerzen konnte ich wirklich nirgendwo bekommen, nicht mal in der Friedhofsgärtnerei von Paderborn. Deshalb nahm ich weiße und malte sie mit Wasserfarbe braun an. Work with what you got! Das Ergebnis war mangelhaft und ich gehe stark davon aus, dass mein Vorhaben deshalb scheiterte.

Jedenfalls packte ich alles zusammen und schlich mich aus dem Haus in den Garten unseres Nachbarn – wir hatten nun mal keinen eigenen Kirschbaum –, um dort mein Ritual durchzuführen. Im Nachthemd, wohlgemerkt! Erstens war es schon Abend und zweitens gehörte so ein

Outfit zu weißer Magie irgendwie dazu, wie ich fand. Ich vergrub also meinen Wunsch – »Bitte lass die Diätpillen wirken!« – bei Kerzenschein unter dem Kirschbaum unseres Nachbarn.

Wie ich später erfahren musste, hatte dieser zeitgleich auf seinem Balkon gesessen und mich beobachtet. (»Na, Stevani, gestern Nacht Heißhunger auf Kirschen gehabt? Kannst nächstes Mal auch gern klingeln.« Zwinker, zwinker.) Ich gehe stark davon aus, dass der alte Spanner meinen Slip wieder ausgegraben und wer weiß was damit gemacht hatte. Die Pillen wirkten jedenfalls nicht. Komisch.

Ich frage mich bis heute, warum ich mir nicht einfach wünschte: »Bitte lass mich über Nacht schlank werden!« Das wäre vermutlich realistischer gewesen.

FAST AND FURIOUS

Gewicht: 76 Kilo

Gefühlslage: Zur Realität hab ich nur sporadischen Kontakt!

Als ich mit 21 Jahren endlich meinen ersten richtigen Job bekam, war ich nicht nur grün, sondern noch neongrün hinter den Ohren. Da ich nicht so recht wusste, wie man erfolgreich ins Berufsleben startet, nahm ich die erste Chance wahr, die sich mir bot. Ein Bekannter vermittelte mir in einem Unternehmen in Detmold eine Stelle, die »irgendetwas mit EDV« zu tun hatte. Ich weiß bis heute nicht, was ich damals genau arbeitete oder hätte arbeiten sollen. Auch nicht, wieso ich überhaupt »irgendwas mit EDV« machte, wo ich doch Grafikerin war. Aber ich war jung und brauchte das Geld – das ich leider nie sah. Aber der Reihe nach:

Mein damaliger Arbeitgeber, seine Frau und die ganze Belegschaft dieser Firma lebten tagsüber von selbst gerührten Shakes und seltsamen grünen Pillen. Alle waren extrem schlank, sahen gesund aus, sprühten vor Energie und Lebensfreude – eigentlich ein sehr wünschenswertes Arbeitsumfeld. Und da es sich um meinen ersten Job handelte, fand ich das auch nicht allzu sonderbar, denn mir fehlte schlichtweg der Vergleich. Naiv wie ich war, fand ich es einfach spitze, dass sie alle so gut drauf waren.

Es dauerte keinen einzigen Arbeitstag, bis ich auch in das Lightlife-Universum eingeführt wurde. Um so richtig dazuzugehören, »durfte« ich direkt ein Starterpaket für 270 Mark kaufen. Seltsamerweise kam es mir damals gar nicht komisch vor, dass ich im Voraus und ausschließlich bar bezahlen musste. Oder überhaupt die Tatsache, dass mein Arbeitgeber *mir* etwas verkaufte. Nein, ich wollte dazugehören und auch so schlank, schön und fröhlich sein. Doch als ich mittags meinen ersten Shake probierte, blieb mir diese dickflüssige Brühe direkt im Hals stecken.

»Schmeckt grandios, oder?«, grinste mein Chef. »Damit kriegen Sie Ihr Übergewicht auch schnell in den Griff, Stevani. Warten Sie ab, wenn Sie Ihr erstes Gehalt bekommen, sind Sie schon schlank!«

Damit behielt er quasi recht, denn beides trat nicht ein. Aber ich war hoch motiviert, ein fleißiges und bald schlankes Arbeits-EDV-Bienchen zu werden.

Parallel zum ersten Job machte ich endlich meinen Führerschein, um die täglichen achtzig Kilometer zur Arbeit nicht wieder mit dem Bus zurücklegen zu müssen. Die Theoriestunden waren ein Klacks, aber die Fahrstunden erwiesen sich ziemlich schnell als Desaster. Nicht weil ich zu blöd gewesen wäre, Blinker und Scheibenwischer zu unterscheiden, sondern weil es sich mit der Hand des Fahrlehrers auf dem Oberschenkel einfach schlechter fuhr.

Mein Fahrlehrer war so ziemlich der notgeilste Freak auf Gottes Erden. Obwohl er eine Ehefrau und zwei süße Kinder hatte, begrapschte er alles, was nicht bei drei auf den Bäumen war (und das war für mich utopisch). Dick, dünn, blond, rot, dumm oder schlau, Schulterblick oder nicht, das war ihm egal. Mir nicht. Ich wies diesen schmierigen Kerl sehr deutlich in seine Schranken, was ihm allerdings gar nicht schmeckte.

Schon vor der Prüfung war mir klar, dass er sich rächen und alles tun würde, um mein Bestehen zu verhindern. Ich sag nur: am Berg anfahren und dabei rückwärts einparken – ohne Servolenkung. Mit dem Satz »Fahr weiter Bus, du blöde Kuh« verabschiedete er mich zurück in den öffentlichen Nahverkehr. Ich organisierte mir umgehend einen anderen Fahrlehrer und bestand beim nächsten Mal die Prüfung ohne Probleme.

Tatsächlich hatte meine Mutter schon seit über zehn Jahren heimlich gespart, damit ich mir ein Auto nach meinen Wünschen aussuchen konnte. Es wurde ein wunderschöner weißer Opel Kadett mit Chromleisten. (Weiß macht schlank – oder verwechsele ich da etwas?) Aber ich wäre nicht ich, wenn ich dieses Schmuckstück länger als 24 Stunden gefahren hätte …

Was soll ich sagen? Am nächsten Tag war mir ein Vollidiot im Weg, sodass mein cooler Kadett nur noch reif für den Schrottplatz war – und ich reif fürs Krankenhaus. Ich konnte nicht fassen, dass ich das Ersparte von zehn Jahren innerhalb weniger Stunden zu Schrott gefahren hatte. Meine Mutter trug es mit Fassung. Sie meinte, dieses Risiko sei bei ihrer Tochter mit einzukalkulieren gewesen, und hatte daher eine Vollkasko-versicherung abgeschlossen.

Als ich 14 Tage später aus dem Krankenhaus entlassen wurde, trat ich meinen Arbeitsweg erneut motorisiert an: in einem goldenen VW Golf II. Gold steht mir wirklich gut.

Bei der Firma stand ich mit meiner Halskrause vor verschlossenen Türen. Auch nach einer Stunde kam niemand. Das war sehr merk-würdig. Ich wartete noch eine weitere halbe Stunde, überlegte, ob ich einen Feiertag übersehen hatte, aß aus Nervosität ein bis drei Schoko-riegel und fuhr dann wieder nach Hause. Von dort aus (Handys gab es damals noch nicht) rief ich meinen Arbeitskollegen an, der mir mitteilte, dass seit einer Woche niemand mehr die Geschäftsleitung gesehen hätte. Auch alle anderen hatten vor verschlossenen Türen gestanden. Man munkelte, das Unternehmerehepaar sei ins Ausland abgehauen. Shake-Nachschub holen?

Na, bravo. Ich hatte einen Haufen Kohle für ein nicht funktionie-rendes Diätmittel ausgegeben, war immer noch fett und obendrein auch noch arbeitslos. Gegen diese Firma war Scientology ein seriöses Un-ternehmen.

Frustriert schälte ich mich aus den Jobklamotten, legte die Hals-krause ab und »sprang« in den Jogginganzug (war der schon wieder enger geworden?). Mit einer Packung Chips und zwei Tafeln Schokola-de fläzte ich mich aufs Sofa. Als ich gerade anfing, mich wieder etwas besser zu fühlen, klingelte es plötzlich an der Tür.

Oh Mann, ich lag doch gerade erst! Aber womöglich war es der Hausmannskost-Lieferdienst. Also quälte ich mich von der Couch und schlurfte Richtung Tür.

Schon durch die Milchglasscheiben unserer Haustür sah ich seinen roten Audi. Wie auf Knopfdruck standen mir die Nackenhaare zu Berge. Sascha! Seit unserem Kuss auf dem Schützenfest über vier Jahre zuvor tauchte er immer mal wieder in meinem Leben auf, um mich für kurze Zeit durcheinanderzubringen und danach genauso schnell wieder zu verschwinden, wie er gekommen war. Die meisten Frauen kennen diese Sorte Mann. Jede hat ihren Sascha: einen Mann, von dem man genau weiß, dass er einem nicht guttut, aber von dem man trotzdem nicht lassen kann (ähnlich wie Sahnetorte oder Zigaretten). Mein Innerstes rebellierte.

»Mach nicht auf! Er wird dich nur zum hundertsten Mal enttäuschen«, flüsterte das Engelchen.

»Nein! Mach auf, kleine dicke Stevani! Er liebt dich und heute wird er es dir endlich auch sagen!«, rief das Teufelchen. Es war mir schon immer sympathischer.

Wie in Trance öffnete ich die Tür und fragte mich, wo eigentlich meine Mutter immer gerade dann war, wenn dieser Typ vor unserer Tür stand, um mir das Herz zu brechen.

»Hallo«, hauchte Sascha mit rauer Stimme.

»Quääääk«, antwortete ich. Mehr bekam ich nicht heraus und ließ ihn stattdessen herein.

Und wie das so ist im Leben: Man kann zweimal einem Auto entkommen, aber beim dritten Mal erwischt es einen dann doch. Oder auch: Das Licht am Ende des Tunnels ist ein Zug!

Sascha berührte allein mit seinen Blicken mein Herz und machte aus meinem Verstand Kartoffelbrei. Ob ich am Abend mit ihm ausgehen möchte? Jaaa! Ob ich zu ihm komme? Jaaa! Ob ich ihm eine Million schenke und meine tote Tante wieder ausgrabe? Jaaa! Egal was er mich gefragt hätte, ich hätte es bejaht.

Das Ende vom Lied: Ich verfiel ihm endgültig, zog bei Mutti aus und bei ihm (und seinen Eltern) ein. Und ich hörte mal wieder auf zu essen. Das war der positive Nebeneffekt unsinniger Liebe. Denn wenn ich verliebt bin, höre ich immer auf zu essen. Allerdings hielt dieser Zustand nicht sehr lange an. Das Zusammenleben mit Sascha war mehr als anstrengend. Er war ausfallend, beleidigend, respektlos und am Ende gewalttätig.

Obwohl auch ich Geschichten von Frauen kannte, die bei einem Mann blieben, obwohl er sie schlecht behandelte, konnte ich mir das nie vorstellen. Und plötzlich war ich zu genau so einer Frau geworden. Ich lebte auf engstem Raum mit meinem gemeinen Freund, der mich wie Dreck behandelte, und seinen Eltern, die mich ignorierten. Ich hätte den Rest meines verquirlten Gehirns anwerfen müssen, aber ich war gerade mal 21 und voller Hoffnung. Ich hoffte, Sascha würde sich ändern. Und während ich hoffte, aß ich – 'ne Menge.

Während ich also aß und hoffte, schmiedete ich den Plan, so viel Geld zu verdienen, dass Sascha und ich endlich aus dem Haus seiner Eltern ausziehen konnten. Dann würde alles besser werden. Ganz bestimmt! Aber nach dem Reinfall mit Lightlife jobbte ich zu der Zeit nur als Verkäuferin in einem Drogeriemarkt. (Grafikerinnen waren in Paderborn nicht wirklich gesucht.) Somit reichte die Kohle einfach nicht aus.

Doch eines Tages hatte ich Glück. Ich bewarb mich auf die Stellenanzeige eines Verlags. »Grafikerin und Mädchen für alles gesucht!« lautete die zugegebenermaßen etwas ungewöhnliche Überschrift dieser Ausschreibung. Ich wurde eingeladen, stellte mich vor und tatsächlich: Sie nahmen mich! Zum ersten Mal hatte ich das Gefühl, zumindest beruflich voranzukommen. Ein schönes Gefühl! Ich fühlte mich fast richtig gut, wären da nicht immer noch der überflüssige Speck gewesen und dieser gemeine Freund, der inzwischen mein Verlobter war und von dem ich mich aus unerklärlichen Gründen einfach nicht trennen konnte.

Aber zumindest mit meinem Gewichtsproblem war ich nicht allein, denn auch meine Lieblingskollegin und schon bald Freundin trug das ein oder andere Kilo zu viel mit sich herum. Und sie war es, die eines Mittags Slim-Fast anschleppte.

DER FRUST FRISST MIT.
ODER: SAUER MACHT SCHLANK

Gewicht: 84 Kilo

Gefühlslage: Ich habe für jedes Problem eine Lösung,
doch leider passen die Lösungen nie zu meinen Problemen.

Ich startete also in meine nächste Diät. Das Prinzip von Slim-Fast ist erstaunlich logisch: trinken statt essen. Slim-Fast bedarf keiner Zubereitung, da es bereits servierfertig in Dosen zu kaufen ist. Im Gegensatz zu Lightlife schmeckte es wirklich lecker. Leider stellte ich mir nach jeder Dose die quälende Frage: Was esse ich jetzt? Slim-Fast machte nicht satt. Mich zumindest nicht. Das Zeug machte nicht mich schlanker, sondern mein Portemonnaie. Denn die Dosen sind wirklich scheißteuer.

Nach zwei Wochen war ich um dreihundert Mark ärmer und noch dicker (der Frust frisst mit). Ich hatte fünf Kilo zugelegt. Und das fiel sogar dem gemeinen Sascha auf, der mich auf seine »liebevolle« Art darauf hinwies, dass ich »Beulen am Arsch« hätte.

Dick und unglücklich, wie ich war, befürchtete ich, dass der einzige Mensch, der neben meiner Mutter an meiner Seite war, mich verlassen würde. Die »Beulen« mussten weg. Ich vernichtete also meinen Slim-Fast-Vorrat und stürzte mich in das nächste Diätexperiment: Apfelessig.

Auf diese Idee kam ich durch Saschas Mutter. Denn als gute Beobachterin war mir nicht verborgen geblieben, dass sie vor jeder Mahlzeit einen kräftigen Schluck aus einer Flasche nahm. Aber Apfelessig? Würg!

Trotzdem folgte ich dem Prinzip »Viel hilft viel« und begann, das Zeug in großen Schlucken in mich hineinzuschütten. Leider hatte ich da etwas falsch verstanden, denn Apfelessig ist – wenn überhaupt – nur sinnvoll in Kombination mit einer ausgewogenen Ernährung. Das hatte ich wohl übersehen. Stand das mal wieder im Kleingedruckten?

Apfelessig schmeckt – man kann es nicht anders sagen – zum Kotzen! Anders ausgedrückt: Sauer macht nicht schlank, sondern Sodbrennen. Mein Gewichtsverlust erfolgte höchstens durch Erbrechen. Insgesamt hielt ich ganze vier Tage durch, verlor eineinhalb Kilo und gewann drei Wochen Sodbrennen! Immerhin war diese Diät preislich gesehen unschlagbar. Denn ich kaufte nur ein einziges Mal eine Flasche Apfelessig und dann nie wieder.

Mein Leben ging weiter und ich begann, mich meinem Schicksal zu beugen. Doch eines Sonntags passierte Folgendes: Sascha und ich saßen beim Mittagessen (Pommes mit Majo und Chicken McNuggets) im Esszimmer. Seine Eltern, die quasi zur Einrichtung gehörten, lümmelten mit Bierpullen und Kaffeetassen in unserem Wohnzimmer herum (wir hatten den größeren Fernseher), die Füße auf dem Tisch (wo sonst?). Dann stand Sascha plötzlich auf und verließ den Raum. Nach fünf Minuten kam er wieder herein – mit meinem Kopfkissen. Er roch daran, sprang an den Esstisch, holte aus und schlug mir mit der flachen Hand ins Gesicht. Fast zeitgleich rieb er mir das Kissen unter die Nase und brüllte mich an: »Du Nutte vögelst mit unserem Nachbarn!«

Ich sah ihn verwirrt an, heulte vor Schreck und Schmerz und schwor unter Tränen, dass ich den Nachbarn nicht mal kannte – was auch stimmte. Sascha drehte sich um und rauschte aus dem Zimmer. Seine Eltern, keine zwei Meter entfernt, hoben nur kurz ihre benebelten Köpfe und sahen dann weiter fern (meistens Fußball oder den Shopping-Kanal).

Zwei Minuten später betrat Sascha erneut den Raum. Er schlurfte zurück zum Tisch, setzte sich und aß weiter. Dann schaute er mich verwirrt an und fragte, was los sei und warum ich schon wieder heulen würde … (Das Krankheitsbild des Borderliners war mir zu dieser Zeit noch nicht bekannt.)

Nun stürmte ich aus dem Zimmer, dann aus dem Haus. Bloß erst mal weg von diesem Irren. Beim Bäcker an der Ecke kaufte ich mir eine halbe Sahnetorte, die ich noch vor Ort verschlang.

Kurzes Resümee: Mit knapp über zwanzig hatte ich meinen (Alb-) Traummann, ich war fett, todunglücklich und immer pleite. Ich hatte das Gefühl, von der Glücksfee gemobbt zu werden. Doch im tiefsten Inneren wusste ich es besser. Es war noch viel schlimmer, denn ich war selbst schuld!

Aber dieser Tag war schlimmer als alle zuvor. Ich wollte mit jemandem reden, der mir nahestand, und fuhr aus lauter Verzweiflung zu meinem Vater. Zu ihm hatte ich inzwischen ein relativ gutes Verhältnis. Ich konnte mich zwar auf keines seiner Versprechen verlassen und meistens war er betrunken, aber irgendwie war er mir doch ziemlich ähnlich. Auch wenn er mich immer belog und enttäuschte, ich fühlte mich ihm verbunden. Blut ist dicker als ich – oder wie war das?

Als ich klingelte, öffnete mir seine verrückte Freundin Doris, die einzige Frau, die es länger als ein halbes Jahr an seiner Seite aushielt. Doris soff wie ein Loch und sah aus wie Miss Piggy in Rente. Jedenfalls öffnete sie mir die Tür und brüllte mich an: »Was willst du hier? Du kannst uns auch nicht helfen! Dein Vater hat Krebs im Endstadium!«

Ja, nicht gerade die sensibelste Art, mir diese Neuigkeit mitzuteilen. Noch dazu holte sie danach aus, klatschte mir mitten ins Gesicht und schlug mir die Tür vor der Nase zu. Das war meine zweite Ohrfeige innerhalb einer Stunde – ein neuer Rekord.

Was hatte sie gesagt? Mein Vater hatte Krebs? Ich postierte mich heulend in meinem Auto – gegenüber dem Haus, hinter einer Hecke – und wartete ab. Nach zwei Stunden verließ Doris das Haus und ich klingelte erneut. Diesmal öffnete mir mein Vater die Tür – mit einem Lächeln im Gesicht. Er lächelte immer, wenn er mich sah. Meistens, weil er betrunken war, aber nicht an diesem Tag.

Zugegeben, er sah schlecht aus und hatte Probleme, mich zu verstehen, da sein Hörvermögen nicht mehr sehr gut war. Er erzählte mir, dass die Probleme eine Woche zuvor begonnen hatten. Auf dem MRT-Bild hatten die Ärzte mehrere Gehirntumore entdeckt und mit einer Strahlentherapie begonnen. Schon am nächsten Tag war er fast taub gewesen.

Ich verzichtete darauf, mich bei meinem Vater über Sascha auszuheulen. Probleme sind eben auch relativ.

Genug Drama für einen Tag, könnte man denken. Nachdem mir mein Vater also mitgeteilt hatte, dass er bald sterben würde, fuhr ich noch verzweifelter als zuvor »nach Hause«. Wahrscheinlich, weil ich nicht wusste, wo ich sonst hätte hinfahren sollen. Meine Mutter arbeitete und vermutlich hätte sie der bevorstehende Tod ihres gemeinen Exmannes nicht sonderlich erschüttert.

Um mir wenigstens etwas Normalität vorzugaukeln, räumte ich in einer Art Übersprunghandlung die Wohnung auf. Ich putzte die Fenster, wusch Wäsche, bügelte sogar Unterhosen und rannte schließlich schniefend mit dem vollen Wäschekorb direkt in den gemeinen Sascha hinein.

»Geh mir aus dem Weg, du fette Kuh!«, keifte er mich an.

Ich stolperte, verlor das Gleichgewicht und fiel. Dabei ließ ich den Wäschekorb los und die Wäsche verteilte sich auf der gesamten Treppe. Ich überschlug mich und schaffte es noch, kurz bevor ich unten ankam, mich aufzufangen. Nun bin ich zwar gut gepolstert, aber leider blieb mein Knie hängen. Ein starkes Reißen und Knacken verriet mir, noch bevor ich »Aua« sagen konnte, dass die Tage der Miniröcke ohne Strumpfhose vorbei waren. Na ja, das stand mir eh nicht.

Meine Freundin Ingrid fuhr mich zum Arzt, der mich sofort ins Krankenhaus überwies. Doch vorher wollte ich noch einmal zu meinem Vater, denn auch er sollte schon am nächsten Tag wieder in die Klinik. Papa und ich verabschiedeten uns. Und irgendwie war uns beiden klar, dass es für immer war. Ich wurde operiert und am Tag meiner Entlassung starb mein Vater an Krebs und nicht am Suff.

Was mich in dieser Zeit am Leben hielt, waren meine Arbeitskolleginnen, die inzwischen zu Freundinnen geworden waren. Ich trauerte um meinen Vater und beschloss, mein Leben endlich selbst in die Hand zu nehmen.

Zuallererst musste ich raus aus dieser Wohnung und aus diesem Kaff. Ich hatte immer noch die Hoffnung, dass Sascha mit mir ziehen und wir endlich fernab von seinen Eltern und den Altlasten unser eigenes, vielleicht sogar normales Leben führen könnten. Den Mietvertrag unterschrieben wir beide.

Ich zog ein, doch Sascha drehte noch am selben Tag komplett durch und begann erneut, mich zu schlagen. Zum ersten Mal fürchtete ich ernsthaft um mein Leben. Und zum ersten Mal hatte ich den Mut, das zu tun, was ich längst hätte tun müssen. Ich konnte endlich sagen: »Da ist die Tür! Raus aus meinem Leben! Und zwar für immer!«

Danach rief ich meinen Vermieter an und ließ die Schlösser auswechseln. Mach's gut, du Trottel!

Zitat meiner Mutter: »Sascha war schon als Kind ein Arschloch! Sei froh, dass du den endlich los bist!«

LUSTIG ABNEHMEN

Gewicht: 92 Kilo

Gefühlslage: Ich trinke, um meine Probleme zu ertränken!
Aber diese Arschlöcher können schwimmen.

Zum ersten Mal in meinem Leben wohnte ich allein. Ich liebte meine eigenen vier Wände, die mir sehr dabei halfen, in aller Ruhe und der nötigen Einsamkeit den Tod meines Vaters zu verarbeiten. In kleinen Babyschritten fasste ich neuen Lebensmut. Und allmählich nahm ich wieder teil am sozialen Leben. Im Zuge dessen beschloss ich, mein Problem erneut anzugehen. Ich wollte einfach nicht mehr leiden und mein Gewicht setzte mir nach wie vor zu – auch wenn es in den letzten Wochen zum ersten Mal nicht mein größtes Problem gewesen war. Ich war bereit und wollte wieder Kontakt mit Menschen haben. Ich wollte ausgehen, neue Bekanntschaften machen, normal und endlich normalgewichtig sein. Und das alles, ohne mich zu quälen. Also suchte ich nach einer Möglichkeit, mit »Spaß« abzunehmen. Dabei stieß ich auf die Atkins-Diät.

Die Überschrift eines Dossiers, »Schlemmen statt Maß halten«, klang sehr verlockend und für mich gerade richtig. Das Mantra: Kohlenhydratreiche Lebensmittel wie Brot, Kartoffeln und Nudeln gelten als Dickmacher und dürfen deshalb nicht auf dem Speiseplan stehen. Speck, Wurst, Käse, Fisch, Sahne und Eier dagegen gibt es in unbegrenzter Menge. (Also auch Sahnepudding, richtig?) Dazu sollen Abnehmwillige viel trinken. Selbst Alkohol war erlaubt. Ach ja? Na dann: Prost!

Ganze zwei Wochen lang konnte ich diese Art der Geißelung ertragen – allerdings quasi im Dauerrausch. Ich entwickelte ein ernst zu nehmendes Alkoholproblem. Aus dem Glas Rotwein am Abend wurden erst zwei und dann drei. Und schon sehr bald konnte ich mir keinen Abend mehr ohne meine Flasche Rotwein vorstellen.

Diese Feststellung jagte mir einen riesigen Schrecken ein. Es war schlimm genug, dick und allein zu sein. Da musste man nicht auch noch Alkoholikerin werden. Denn vor dieser Gefahr war ich nicht gefeit. Schließlich waren mein Vater und meine Tante beide schwere Alkoholiker gewesen. Das Bild von Tante Helga, die sich in unserer Wohnung totgesoffenen hatte, hatte ich noch nicht vergessen. Das werde ich vermutlich auch nie. Der Schock saß tief und ich hatte seitdem Angst, dass mir meine Gene einen Streich spielen und ich ruck, zuck selbst in die »Teufelsfalle Alkohol« geraten könnte.

Als ich mich dann auch noch auf der Jahresfeier unserer Firma auf dem Hof neben dem Hund des Hausmeisters übergeben musste, hörte ich am nächsten Tag mit dieser seltsamen Diät und dem Saufen schlagartig auf. Danach rührte ich für lange Zeit überhaupt keinen Alkohol mehr an.

Wer allerdings auf Kohlenhydrate verzichten kann und definitiv kein Alkoholproblem hat, bei dem könnte diese Diät funktionieren. Ich gehöre definitiv nicht zu diesen Menschen.

Atkins starb übrigens im Jahr 2003 an den Komplikationen nach einer Operation. Bei einem Unfall auf eisglatter Straße hatte er sich zuvor ein Kopftrauma zugezogen. Ob er wohl betrunken gewesen war? Bei seinem Tod wog er 117 Kilo, was bei einer Körpergröße von 1,82 Meter eindeutig als fettleibig bezeichnet werden kann. Interessant, oder?

Während meiner Atkins-Diät-Zeit ging ich ziemlich viel aus. Ich machte Party ohne Ende und einer dieser Abende veränderte mein Leben: Auf dem ältesten Volksfest Deutschlands und absoluten Jahreshighlight Paderborns, dem Libori, lernte ich eine nette Clique kennen. Darunter waren zwei Anwälte und Rainer, ein Tischler. Einen von ihnen sollte ich später heiraten, die anderen beiden waren unsere Trauzeugen und schließlich unsere Scheidungsanwälte.

MEIN NAME IST
A. A. NEGATIV

Gewicht: 94 Kilo

Gefühlslage: Ich habe mich entschieden und sage: Vielleicht!

Der Tischler Rainer und ich wurden das, was man wohl »beste Freunde« nennt. Wir telefonierten stundenlang, kamen vom Hölzchen aufs Stöckchen, teilten unsere Träume und Fantasien. Mein Traum handelte nach wie vor von einem Leben als schlanke Frau. Da hatte sich nicht viel verändert, seitdem ich meinen rosa Schlüpfer im Garten vergraben hatte.

Rainer unterstützte mich dabei, ohne mir das Gefühl zu geben, dass er mich dünner lieber hätte. Zum ersten Mal in meinem Leben fühlte ich mich von einem Mann wirklich respektiert und gemocht – als Frau und als Freundin.

Inzwischen 22 Jahre alt, regredierte ich auf eine frühpubertäre Entwicklungsstufe, denn ich schwärmte erneut für Morten Harket. Er sah immer noch so verdammt gut aus, sogar besser als früher (im Gegensatz zu mir). In einem Interview erzählte er von einer besonderen Ernährungsmethode, die ihn so unglaublich fit werden ließ: die Blutgruppendiät. Sofort »sprintete« ich in den nächsten Buchladen, um mir die neue »Bibel« zu besorgen.

Bei dieser Art des Fastens geht es um eine Ernährungsumstellung nach der Theorie des amerikanischen Naturheilkundlers Peter J. D'Adamo, der davon ausgeht, dass Menschen mit verschiedenen Blutgruppen Nahrung unterschiedlich verarbeiten. Bestimmte Eiweiße, die in fast allen Lebensmitteln vorkommen, sogenannte Lektine, gelangen über die Nahrung ins Blut. Lektine aus bestimmten Lebensmitteln sollen mit den roten Blutkörperchen einer bestimmten Blutgruppe reagieren und verklumpen. Diese Verklumpung würde nach D'Adamo den Körper schädigen und müsste daher vermieden werden.

Genau kapiert habe ich diese Theorie nie. Ich bin schließlich keine Ärztin. Aber wenn Morten daran glaubte, tat ich es auch und erfragte beim Arzt sofort meine Blutgruppe. Ich habe A – A negativ, um genau zu sein. Diese Blutgruppe entwickelte sich, wie ich las, vor circa zwanzigtausend Jahren – zu einer Zeit, als sich der Ackerbau gerade etablierte. Das erklärte zumindest, warum ich mich so naturverbunden fühlte, schließlich liebte ich Kinder Country, die Country Cookies von Leibniz und den Country Burger von Burger King.

Nach Mister D'Adamos Theorie vertrug ich Getreideprodukte besonders gut, ebenso vegetarische Kost und pflanzliches Eiweiß. Kartoffeln sollte ich eher meiden; Milch, Butter und tierische Fette waren ganz verboten. Wäre mir dieser Verzicht leichtgefallen, wäre ich vermutlich keine übergewichtige Frau gewesen. Milch, Butter und tierische Fette waren quasi in allen Lebensmitteln, die ich kannte und liebte.

Meine Abnehmversuche scheiterten also mal wieder, wohingegen bei meiner verrückten Freundin Ingrid, die das Buch zu ihrer neuen Bibel erkoren hatte, die Theorie stimmte. Unsere Freundschaft überlebte diese Diät nur knapp. Denn ihre Kilos schwanden, meine nicht. Keine Wunder: Sie hatte Blutgruppe B und durfte alles essen – außer Getreide. So ein Glückspilz!

Noch heute stellt man sich die Frage nach dem Sinn beziehungsweise Unsinn dieser Diät. Zum Beispiel haben Humangenetiker völlig andere Theorien zur Entstehung der Blutgruppen als der gute Peter. Auch hat das Institut für Ernährungswissenschaften der Universität Wien die Rolle der Lektine als erheblich überschätzt bewertet. Nach ihren Erkenntnissen entbehrt eine blutgruppenspezifische Ernährung jeglicher Grundlage. Auch die Deutsche Gesellschaft für Ernährung (DGE) schätzt die meisten pflanzlichen Lektine als unbedenklich ein. Die Stiftung Warentest schrieb sogar: »Eine Verklumpung von Blutzellen [...] wurde bisher in keinem einzigen Fall festgestellt. Und Belege dafür, dass Erkrankungen durch die Blutgruppendiät positiv beeinflusst werden, fehlen ebenfalls.«

Das wusste ich damals alles noch nicht. Allerdings gab ich nicht aufgrund neuer wissenschaftlicher Erkenntnisse auf, sondern weil ich einfach mal wieder nicht durchhielt. Frustriert rief ich Rainer an, meinen sicheren Hafen, mein treues Auffangbecken, der mich erst einmal auf ein paar Country Potatoes zu sich nach Hause einlud. In dieser Nacht wurden wir ein Paar.

Meine Oma war ganz glücklich, als sie Rainer kennenlernte.

»Der hat so liebe Augen«, sagte sie. »Jetzt brauche ich mir endlich keine Sorgen mehr um dich zu machen. Nun bist du in guten Händen.«

Am nächsten Tag war Oma tot.

DA WAREN ES NUR NOCH ZWEI

Gewicht: 87 Kilo

Gefühlslage: Haltet die Welt an –
ich will mal aussteigen!

Oma wäre nicht Oma gewesen, wenn sie einfach so gestorben wäre. Ihr Tod war nicht nur spektakulär, sondern auch sehr spontan – wie ihre Besuche. Und diese »Überraschung« war ihr wirklich gelungen. Aber der Apfel fällt ja nicht weit vom Stamm. Dass mein Vater so früh gestorben war, war zwar schrecklich, aber leider auch abzusehen gewesen. Dass der Krebs den Wettlauf gegen den Alkohol gewonnen hatte, war dabei die eigentliche Überraschung. Ich bin mir nicht sicher, inwiefern der Tod meines Vaters meine Mutter tangierte, aber für meine Oma war dieses Ereignis der Nagel, der sich zwei Jahre lang gemächlich, aber immer tiefer in ihren Sarg bohrte. Denn ihr Otto war ihr Ein und Alles gewesen. Dabei war er noch nicht einmal wirklich »ihr« Otto. Mein Vater war nämlich das leibliche Kind einer Krankenschwester. Und das kam so:

Meine Oma wünschte sich nichts sehnlicher als ein Kind und verlor insgesamt sieben: Vier noch während der Schwangerschaft, zwei starben bei der Geburt und eins im Kindbett. Meine Oma war, wie man sich vorstellen kann, über ihre Nachwuchssituation todunglücklich. (Ich denke, diese Tatsache erklärt auch ihre Puppenkollektion.) Gegen Ende des Krieges wurde mein Opa verwundet und kam ins Krankenhaus. Dort lernte er eine blonde und – wie man an mir sehen kann – gut aussehende dänische Krankenschwester kennen, die er noch im Krankenbett schwängerte. Oma bekam davon Wind und aus Verzweiflung (einerseits aus Sehnsucht nach einem Kind, andererseits aus Angst vor dem Gerede der Leute) nahm sie den unehelichen Nachwuchs kurzerhand auf und adoptierte ihn. Die Krankenschwester hatte nach eigener Aussage kein Interesse an dem Bastard. Somit war er für Oma ab sofort »ihr« Sohn. Sie liebte ihn abgöttisch, den kleinen Otto, den späteren Schwerenöter und Trinker. Eigentlich stellte sie ihr ganzes Leben in seinen Dienst und versuchte stets, all seine Spielchen und Missetaten zu decken – vom Kaninchen bis zum Ehebruch.

Und dann, zwei für Oma unglaublich schwere Jahre nach Ottos Tod, starb sie – und zwar direkt auf dem Friedhof, denn sie kippte tot auf sein Grab.

An diesem Tag wollte ich sie eigentlich besuchen, entschied mich aber aufgrund einer extrem starken Erkältung dagegen und fuhr stattdessen zum Arzt. Trotz des vollen Wartezimmers kam ich sofort dran. Die Frau Doktor guckte mich mitleidig an und fragte, wie es mir ginge.

»Na, scheiße natürlich«, antwortete ich ihr. »Ich bin total erkältet! Meine Nase läuft den ganzen Tag über und mein Schädel brummt wie Hölle.«

»Oh«, sagte sie andächtig, »dann wissen Sie es noch gar nicht?«

Nein, wusste ich nicht. Sie erzählte mir die ganze Geschichte und ich fuhr direkt zum Friedhof zu Papas Grab.

Man könnte denken, es wäre praktisch, wenn jemand auf dem Friedhof stirbt. Allerdings nicht in diesem Fall. Denn meine Oma – wie auch mein Opa – hatte ihren Körper nach dem Tod der Wissenschaft zur Verfügung gestellt und somit durfte ihr Leichnam nicht ohne Weiteres eingesargt werden. Die Leiche musste unverändert innerhalb weniger Stunden nach Münster zur Uni abtransportiert werden. Und das geht nur mit ausgestelltem Totenschein. Ein Totenschein wiederum muss die Adresse des Ortes aufweisen, an dem die Person verstorben ist. Aber der Friedhof in Neuenbeken hatte keine Adresse – zumindest nicht bis zu diesem Tag. So wurde dank Oma veranlasst, dass Straße und Hausnummer gefunden wurden, und ab ging die Post. Oma hätte dieser Aufwand um ihre Person bestimmt gut gefallen.

Ich saß noch stundenlang auf dem lebensgroßen Abdruck im Gras und heulte um meine tote Oma! Leider gab es so gut wie nichts, was sie mir als kleines Andenken hätte hinterlassen können. Denn die letzten vier Jahre ihres Lebens hatte sie in einem Altenheim verbracht. (Meine Mutter hatte sich geweigert, sie aufzunehmen, schließlich war sie die Mutter des bösen Exmanns – der nur zufällig auch mein Vater war.) Nach Omas Tod sackten die Heimschwestern alles ein, was nicht angeschraubt war. Sie ließen mir nicht mal eine der schrecklichen Puppen zurück.

Die ganze Geschichte, dass mein Vater das Kind der Krankenschwester und von Oma nur adoptiert war, recherchierte ich erst nach ihrem Tod. Erneut fühlte ich mich um die Chance betrogen, noch so einige – wie ich finde – berechtigte Fragen zu stellen. Dennoch sah ich davon ab, mich auf die Suche nach meiner »richtigen« Oma zu machen. Ich wusste ja nur, dass sie eine »dänische Krankenschwester« gewesen war – und das war einfach ein zu ungenauer Anhaltspunkt. Außerdem fürchtete ich, Oma könnte dann aus ihrem Grab steigen und mir die Leviten lesen. Sie sollte in Frieden ruhen.

So war ich also immer noch dick, traurig, wütend und enttäuscht. Im Prinzip war alles wie immer. Und wie schon so oft war ich mit meinem Kummer allein. Denn der klägliche Rest meiner Familie bestand aus meiner Mutter, die aus ihrem geringen Interesse an Omas Leben oder Sterben keinen großen Hehl machte.

Ich hörte abrupt auf zu essen. Und wie könnte man einen Hungerstreik besser tarnen als unter dem Deckmantel des Heilfastens?

SO SCHNELL KANNST DU GAR NICHT »JO-JO« SAGEN!

Gewicht: 91 Kilo

Gefühlslage: Ich so: »Och bitte!«
Mein Leben so: »Och nö!«

Entschlacken, auch bekannt als Heilfasten, bedeutet Verzicht auf feste Nahrung. Das Problem dabei: Nichts zu essen ist wie nicht zu atmen. Immer wenn ich extrem verzweifelt war, versuchte ich, nach dieser radikalen Methode zu fasten. Nie hielt ich es länger als drei Tage aus! Zusammengerechnet sind das aber auch sechzig Tage. Denn ich nahm mindestens zwanzig Anläufe. Aber es fühlte sich so kalt an, nach Winter und Steinzeit. Mein Geist war zu schwach, mein Körper auch und meine Seele litt.

Oma war weg und ich versuchte, mich von nichts als Flüssigkeiten zu ernähren, die ich meist in Tränenform wieder ausschied. Ich weiß, dass viele Menschen, insbesondere Frauen, auf Heilfasten schwören. Angeblich soll man damit nicht nur Gewicht verlieren, sondern auch Körper und Seele reinigen. Doch Hand aufs Herz: Meist steckt doch ein Panikanfall wegen plötzlich festgestellter Gewichtszunahme dahinter – mit der Konsequenz, dass ab sofort das Essen eingestellt wird.

Der einzige Vorteil dieser Diät war, dass sie relativ erschwinglich war, weil man so gut wie nichts dafür benötigt. Das dachte ich zumindest. Aber die diversen ausgesuchten Teesorten, Säfte und Abführmittel mussten natürlich frei sein von jeglichen Zusatzstoffen. Also musste ich spezielle Produkte kaufen und die waren doch nicht so günstig wie angenommen. Hinzu kamen die unberechenbaren Ausgaben für Kompensationskäufe im Sinne von »Wenn ich schon nicht essen darf, dann darf ich mir wenigstens dieses sauteure Kleid kaufen, in das ich in genau sechs Tagen auch reinpassen werde« – oder eben auch nicht.

Wenn man mit dem Heilfasten beginnt, sollte man sich zudem in einem möglichst stressfreien Zustand und Umfeld befinden. Ich aber hatte nicht nur gerade meine verrückte und daher auch so geliebte Oma verloren, sondern stand noch dazu an einem beruflichen Wendepunkt, wenn auch eher unfreiwillig.

Vier Wochen vor Weihnachten wurden nämlich alle Mitarbeiter des Verlages, in dem ich immer noch als Grafikerin und »Mädchen für alles« arbeitete, ins Chefbüro gerufen. Unsere Vermutung über den Grund für diese Aktion wurde bestätigt, als der Personalchef das Büro betrat und uns allen fristgerecht zum Ende des Jahres kündigte. Der Verlag wurde geschlossen, doch zumindest drückte man uns vorher »zur Entschädigung« noch eine Nikolaustüte mit Süßigkeiten in die Hand. Na, dann: halb so schlimm, oder?

Ich versuchte, bis zum Ende loyal zu bleiben, und half meinem Chef noch tapfer, das Verlagsgebäude zu räumen. Als wir alles leer geräumt hatten und draußen vor der Tür standen, um das Gebäude zum letzten Mal abzuschließen, sah er mich an und gab mir den Schlüssel. Noch während ich ihn im Schloss umdrehte, schwor ich mir: Ich gründe meine eigene Zeitschrift.

Doch bis dahin war es noch ein langer Weg. Erst einmal stand ich erneut an einem Tiefpunkt. Ich hatte zwar den gemeinen Sascha überlebt und Rainer gewonnen, aber meinen Vater, meine Oma und den ersten Job verloren, den ich wirklich geliebt hatte.

Das Heilfasten hatte ich natürlich längst wieder abgebrochen und der Jo-Jo-Effekt war stärker gewesen als je zuvor. Inzwischen wog ich über neunzig Kilo. Der Fettfrust blieb. Rainer, Gott sei Dank, auch. Unsere Beziehung war mehr Freundschaft und vielleicht ein bisschen Liebe. Sie bot Geborgenheit, war aber leider frei von Leidenschaft. Das Ende war also auf lange Sicht abzusehen, aber in dieser Zeit taten wir uns gut. Nach meiner tragischen Jugendliebe und den zahlreichen Todesfällen war ich froh und dankbar, einen Mann an meiner Seite zu haben, der mich respektierte. Aber die große Liebe war es für uns beide nicht.

Meine hatte ich schon hinter mir. Und dass einem die große Liebe zweimal begegnen kann, wusste ich damals noch nicht. Denn im Fernsehen hatte ich das noch nie gesehen.

Zu jener Zeit war ich fett und arbeitslos. Nach vier Wochen Jobsuche und viel Frustessen bekam ich endlich wieder eine Stelle als Grafikerin bei einer Zeitung. Meine direkten Kollegen aus der Redaktion waren genial, aber der Rest katastrophal, allen voran die Chefetage. Der Job war spitze, doch ich passte da nicht rein. Meine Ideen wurden als »alles schon da gewesen« abgeschmettert und meine Hartnäckigkeit, Themen neu zu beleuchten, als zu revolutionär bezeichnet.

Zum Glück hatte ich einen Verbündeten, meinen väterlichen Freund Gunther, der mich in meinem »Revoluzzertum« und bei meinen Abnehmversuchen so gut unterstützte, wie er konnte.

»Lasst mal die Stevi in Ruhe, die wird gerade wieder dünn!«, sagte er beispielsweise. Oder: »Nein, die Stevi kommt nicht mit in die Kantine. Die darf um zwölf Uhr ihren Riegel essen und der ist wirklich lecker!«

Gunther war und ist super. Wir teilten uns fast zehn Jahre lang einen Schreibtisch, bis ich endlich kündigte. Aber bis dahin war es noch ein langer, beschwerlicher und diätenreicher Weg.

Eines meiner damaligen Experimente war die Brigitte-Diät, die seit vielen Jahren von Experten gute Noten bekommt. Dabei handelt es sich um eine kalorienreduzierte Mischkost nach Tagesplänen und Rezepten. Leider hasse ich es, nach Rezepten zu kochen. Zumindest damals. Mal ehrlich, ich war knapp 24 Jahre alt, hatte nach all der »Hausmannskost« keine Ahnung von Lebensmittelzubereitung (was, Bohnen wachsen nicht in der Dose?) und meist schon alles verdrückt, bevor ich es waschen oder gar kochen konnte. Auspacken schaffte ich gerade noch.

Diäten dieser Art sind eben auch sehr zeitaufwendig, weil man ausgesuchte Lebensmittel einkaufen und selbst zubereiten muss. Da ist es mit einem Anruf nicht getan (Nummer 33, wie immer). Ich war nicht nur faul, sondern auch berufstätig und hielt keine Woche durch. Packung auf, Herd an, Pizza rein, fertig. Das war eben viel einfacher.

KOTZE MIT ERDBEEREN

Gewicht: 95 Kilo

Gefühlslage: Die Realität ist schlimmer als ein gemeines Kind.

Ein weiterer Versuch war ein sehr simpler Diätansatz: FDH – friss die Hälfte. Diese Methode hielt ich über mehrere Monate hinweg durch und begann sie auch immer mal wieder neu. Aber auf lange Sicht scheiterte ich auch damit. Vielleicht deshalb, weil ich nie ein Mathe-Ass war. Geteilt durch zwei lässt sich leicht verwechseln mit »mal zwei«. Auch »die Hälfte« ist diskussionswürdig. So aß ich manchmal tagelang nichts und dann wieder ein Zeit lang das Doppelte. Außerdem ist es in der Praxis auch schlecht umsetzbar.

»Guten Tag, ich hätte gern 'ne halbe Portion Pommes und einen halben Cheeseburger.«

Geht nicht. Ein halbes Hähnchen dagegen geht sehr gut.

Mein absoluter Rekord waren 14 Kilo in drei Monaten. Doch im Grunde gab es bei dieser Methode für meinen verwöhnten Körper viel zu wenig Kalorien und deshalb sicherte sich das Weltraumfett nach dieser Zeit einen sicheren Platz in der ersten Klasse: an meinem Hintern.

Um das wieder zu bekämpfen, probierte ich die BCM-Erfolgsdiät aus. Eigentlich müsste sie KME heißen – Kotze mit Erdbeeren. Denn so schmeckten die Erdbeershakes: nach Kotze mit Erdbeeren. Aber immer noch besser als die Geschmacksrichtungen Vanille oder Schokolade, denn die schmeckten nur nach Kotze.

BCM steht für Body Cell Mass, was so viel wie Körperzellmasse bedeutet. Die Methode gehört zu den Formuladiäten. Vor Beginn ermitteln Berater mithilfe einer elektrischen Körperanalyse Wasser-, Zellmasse- und Fettanteile des Körpers und stimmen die Diät auf die individuellen Werte ab. Darüber hinaus treffen sich die Teilnehmer wöchentlich in Gruppen, die von Ärzten und Ernährungsberatern geleitet werden. In meinem Fall war das eine Frauenärztin, in deren Praxis sich die Abnehmwilligen trafen, um vermessen und gewogen zu werden.

In den ersten zwei Tagen musste ich fünfmal täglich einen Shake zu mir nehmen, der vor allem aus Milcheiweiß, Fruchtzucker, Lecithin, Vitaminen und Mineralstoffen bestand. Danach gab es drei Mahlzeiten pro Tag: eine selbst zubereitete aus vollwertiger Mischkost (ich gab mein Bestes) sowie zwei Mahlzeiten, die jeweils aus einem fettarmen Milchprodukt und Nahrungsergänzungspräparaten zubereitet wurden. Später sollte diese Basiskost in zwei Schritten durch Mischkost ersetzt werden. Aber erst, wenn das Zielgewicht erreicht war.

Das Gute an dieser BCM-Geschichte war, dass das Programm auf eine langfristige Ernährungsumstellung abzielte und der Körper auch in der Diätphase mit wichtigen Vitaminen und Nährstoffen versorgt war. Der Nachteil war, dass diese Art des Abnehmens sehr kosten- und zeitaufwendig war. Für mein Starterpaket legte ich damals zwischen 120 und 160 Euro hin. Hinzu kamen die Zeit und Kosten für die Beratung. Für zehn Sitzungen zahlte ich zusätzliche zweihundert Euro. Aber das Schlimmste waren die demütigenden Vermessungen in der Gruppe. Ich kam mir vor wie eine Kuh auf dem Rindermarkt. Hätte nur noch gefehlt, dass ich mein Gebiss zeigen muss. Auf die Waage, Körperanalyse, kurzer Kommentar, wieder anziehen und Tschüss. Beratung hatte ich mir anders vorgestellt.

Dennoch lohnte sich das teure Abspecken in der Gruppe. Ich verlor mit dieser Methode in sechs Monaten 17 Kilo. Zur Belohnung machte ich mich schick, probierte alle möglichen Outfits an und zog Hosen an, in die ich seit Jahren nicht mehr reingepasst hatte. Dann fuhr ich stolz wie Lumpi in die Stadt zum Shoppen. Allerdings nicht Klamotten, wie man annehmen könnte, sondern – Achtung! – Süßigkeiten. Ich weiß, das war dumm. Aber ich dachte, nun könnte ich es mir endlich leisten, und stolzierte hocherhobenen Hauptes durch die Süßigkeitenregale des Supermarktes, nicht wie sonst schleichend in geduckter Haltung.

Dicke Menschen kennen dieses Gefühl: Wenn man schon so dick ist, dass man aufpassen muss, in den Läden nichts mit dem Hintern umzuschmeißen, dann traut man sich kaum in die Nähe der »Gefahrenzone« Süßigkeiten- und Knabberspaß. Es ist ganz einfach – man schämt sich und ist sich sicher, die Gedanken der anderen Leute lesen zu können: So fett, aber immer noch weiterfressen. Ekelhaft! Die sollte sich mal lieber in die Gemüseabteilung tollen!

Ich hatte schon das Gefühl, angestarrt zu werden, wenn ich nur Kaugummis oder Bonbons ohne Zucker kaufte. (Ja, besser ohne Zucker, Fetti!) Aber an diesem Tag ging ich durch die Regalreihen wie eine Königin! Ich nahm alles, was mir unter die Finger kam, fuhr meinen voll beladenen Einkaufswagen zur Kasse und bezahlte.

Die Verkäuferin schaute mich lächelnd an. Es war ein herzhaftes, echtes Lächeln, ohne Geringschätzung, ohne Abwertung. Sie sagte: »Ach, toll! Kindergeburtstag?«

»Ja. Meine Kleine wird drei«, log ich, ohne rot zu werden.

Sie wünschte uns viel Spaß und ich verließ sehr eilig das Geschäft, um nicht noch jemanden zu treffen, der genau wusste, dass ich keinen Nachwuchs hatte.

Zu Hause angekommen, packte ich alles auf den Tisch. Ich riss die Tüten gierig auf und fing an zu essen. Besser gesagt: zu fressen. Ich stopfte all die Gummitiere, Schokoriegel und Kekse geradezu in mich hinein. Das Faszinierende daran war, dass mir nicht mal schlecht wurde. Es ging mir granatenmäßig spitze! Ich glaube, kalorienmäßig glich ich an diesem Abend drei Wochen Plörre wieder aus.

Dieser Fressexzess ist mir bis heute unerklärlich. Aber er war der Anfang vom Ende. Nach nur einer Woche passte mir keine Hose mehr!

Ein halbes Jahr später raffte ich mich erneut auf. Eigentlich wollte ich mir nur einen neuen Krimi kaufen, aber dann entdeckte ich *Low Fat 30 – Das Basisbuch zum Abnehmen ohne Diät.*

LOW FAT 30.
ODER: GUT GEBRÜLLT, LÖWE

Gewicht: 106 Kilo

Gefühlslage: Ich hab keine Wahl, ich bin ein Wal.

Das Prinzip von Low Fat 30 basiert auf drei simplen Regeln:

1. Essen Sie, wenn Sie Hunger haben.
2. Hören Sie auf, wenn Sie satt sind.
3. Alles, was Sie essen, sollte Low Fat 30 sein.

Gut gebrüllt, Löwe. Die Deutsche Gesellschaft für Ernährung empfiehlt, nicht mehr als dreißig Prozent der Gesamtkalorien, die mit der Nahrung zugeführt werden, aus dem Fettanteil der Lebensmittel zu beziehen. Allerdings nimmt man den größten Teil der Fette als »versteckte Fette« auf. Und das beginnt meistens schon beim Frühstück. Denn Käse, Wurst und auch Milchprodukte sind Nahrungsmittel, in denen weitaus mehr Fett steckt, als auf den ersten Blick sichtbar ist. Die Nährwertangaben und Kalorientabellen auf den Packungen der Lebensmittel beziehen sich meist auf hundert Gramm. Um die Werte zu ermitteln, die man wirklich zu sich nimmt, muss man schon ganz schön mitdenken. Denn diese Hundert-Gramm-Angaben und die angegebene Fettmenge sagen zunächst nichts über den Anteil des Fetts an den Gesamtkalorien aus – zumindest nicht, wenn man nicht rechnen kann.

Trotz meiner mangelnden mathematischen Fähigkeiten fuhr ich lange Zeit gut mit diesem Prinzip, einmal sogar ein ganzes Jahr lang. Ich konnte fast zwanzig Kilo abspecken und wurde zu einer richtigen Lebensmittelexpertin. Ich hätte glatt zu *Wetten, dass..?* gehen können und mit verbundenen Augen die Geflügel-Paprika-Lyoner samt Nährwertangaben erkannt. Hauptsächlich verschlang ich damals Unmengen an Kartoffelpüree mit Mais, dazu Weintrauben in großen Mengen und weiße Brötchen.

Aber auch in diesem Fall kam der Tag, an dem alte Gewohnheiten wieder einrissen und mein altbekannter Feind namens Jo-Jo erbarmungslos zuschlug. Und am Ende war ich schneller wieder fett, als ich abgenommen hatte. Denn selbst drei einfache Basisregeln können bei einer Diät schon zwei zu viel sein. Und gerade mit Nummer eins und zwei tat ich mich schwer. Ich aß auch ohne Hunger und fast immer über das Sättigungsgefühl hinaus. Mein Hunger war vielleicht gestillt, aber befriedigt war ich noch lange nicht. Da half leider auch kein Kilo Paprika-Lyoner. Ich war einfach unzufrieden mit mir und meinem Leben, meinem Job und meiner Beziehung.

Damit endlich mal wieder etwas passierte in meinem Leben, sagte ich Ja, als Rainer mich fragte, ob ich seine Frau werden wolle. Ehrlich gesagt, hatte er mich gar nicht wirklich gefragt. Er hatte vielmehr vorgeschlagen, dass wir doch heiraten könnten, und ich sagte: »Okay.« Immerhin war es nicht »Okidoki!«.

An meinem 29. Geburtstag heiratete ich Rainer in dem schon erwähnten Großraumzelt. Ich war aufgeregt wie noch nie zuvor. Ich zog mein Zelt, das ich schon beim Kauf gehasst hatte, an und natürlich passte es. Aber es hätte auch einem Elefanten gepasst.

Als meine Mutter das Zimmer betrat, meinte sie nur: »Das geht ja. Hatte ich mir schlimmer vorgestellt.«

Danke, Mama! Schön, dass du da bist. Denn von den über zweihundert geladenen Gästen kannte ich gerade mal zwanzig. Und ungefähr zehn davon konnte ich leiden. Na ja, immerhin freute ich mich schon auf die vierstöckige Hochzeitstorte.

Rainer und ich machten unsere Hochzeitsreise nach Norwegen. Ich mochte die skandinavischen Länder schon immer gern. Zum einen, weil ich als dicke Frau selten fror. Zum anderen, weil man sich in den Wollpullovern so schön verstecken konnte. Außerdem entdeckte ich gerade die Fotografie für mich und schoss ununterbrochen Fotos von wunderschönen Landschaften und Stillleben. Da musste man zumindest nicht schnell sein, denn so eine Landschaft rennt nicht einfach davon.

Obwohl Rainer und ich schon viele Jahre zusammen waren, gab es außer unseren frisch geschossenen Hochzeitsbildern kaum gemeinsame Fotos von uns. Ich hatte die Hoffnung, dass sich in unserer recht platonischen Beziehung mit der Hochzeit doch noch flammende Leidenschaft entwickeln könnte, noch nicht aufgegeben. Auf einem wunderschön romantischen Steg zwang ich Rainer zu einer gemeinsamen Fotosession. Wir legten uns rücklings auf das Holz und ich schoss per Selbstauslöser Fotos von uns, dem trauten Paar.

Wieder zurück aus dem Urlaub, druckte ich die Fotos stolz aus und zeigte sie in der Redaktion meiner Kollegin. Auch sie war begeistert. Aber als sie fragte, ob ich denn keine Angst gehabt hätte, dass meine Handtasche ins Wasser fallen könnte, war ich etwas irritiert.

»Welche Handtasche?«, fragte ich verwirrt.

»Na, die rote neben deinem Hintern!«

Tja, diese »Handtasche« war Teil meines Hinterns. Ich war am Boden zerstört. Mein Hintern war von einer Handtasche nicht mehr zu unterscheiden! Mit 29 Jahren, einer Körpergröße von 1,62 Meter, einer Kleidergröße von 50/52 und 120 Kilo auf der Waage war es schließlich Zeit für drastische Maßnahmen.

Noch am selben Abend durchforstete ich alle Frauenmagazine nach einer Diät und wurde schnell fündig. Ein Blatt pries eine »Wunderdiät« an. Termine nach Vereinbarung, hieß es da und weiter: »Rufen Sie uns einfach an!«

Das klang wirklich alles andere als seriös, aber ich war verzweifelt und wieder einmal mit den Nerven am Ende. Also nahm ich den Hörer ab und geriet an Fuculacca.

FLEISCH UND SPRITZEN

Gewicht: 119 Kilo

*Gefühlslage: Ich hab gerade mal durchgezählt –
ich hab sie nicht mehr alle.*

Ein netter, schlanker und wirklich sehr gut aussehender junger Mann
(einer dieser Typen, die immer angestrengt verständnisvoll nicken und
dann lächeln) öffnete mir am nächsten Tag die Tür und zeigte sehr viel
Verständnis für meine scheinbar ausweglose Situation. Er sei sehr froh,
dass ich mich gemeldet hätte, sagte er und bot mir umgehend sein
Produkt an: Stoffwechselspritzen, die mit sehr geringer Kalorienaufnahme kombiniert werden müssten. Und das Tolle daran: Diese Sprit-
zenkur, die all meine Probleme sofort lösen, all meine Kilos purzeln
und meine Migräne verschwinden lassen würde, gab es schon für
schlappe 1.500 Euro.

Schluck! So viel Geld hatte ich bis dahin noch für keine Diät ausgegeben. Andererseits hatte auch keine Diät auf Dauer funktioniert. Und
was so teuer war, musste einfach funktionieren, oder?

Leider gab es neben dem Preis noch einen weiteren Haken: Man
durfte nur fünfhundert Kilokalorien am Tag zu sich nehmen – und das
einzig und allein in Form von Rindfleisch. Diese Information scho-
ckierte mich noch mehr als der Preis. Ich war doch seit einem halben
Jahr stolze Vegetarierin. Das hieß, ich war zwar fett, aber immerhin aß
ich nichts mehr, was mal ein Gesicht gehabt hatte. Nur bei Fischstäbchen machte ich eine Ausnahme. Fischstäbchen mit Gesicht konnte
ich mir eben nicht vorstellen.

Und jetzt das! Ausgerechnet Rindfleisch. Kein Kohl, sondern
Fleisch. Aber was sollte ich tun! Ich war bereit, alle Prinzipien über
Bord zu werfen, zur Not auch meine Seele zu verkaufen und mit Blut
zu unterschreiben. Hauptsache, man würde nie mehr meinen Hintern

mit einer Handtasche oder meinen Hals mit einem Schal verwechseln.

Also fuhr ich nach Hause, kratzte meine letzte Kohle zusammen (die nicht reichte), rannte zur Bank und nahm einen Kredit auf. Da waren schon ein paar Tränen nötig, aber eigentlich hatte ich ja mal Schauspielerin werden wollen. Außerdem war mein Problem auch für die Bankberaterin nicht zu übersehen. Ich quetschte mich also vor ihr in einen Stuhl und heulte.

Als ich den attraktiven Mann erneut aufsuchte, blätterte ich ihm die Kohle auf den Tisch, unterzeichnete den »Diät-Vertrag« (meine erste Diät mit Vertrag – klang doch seriös, oder?) und stürzte mich in mein Unglück.

Ich begann am nächsten Tag. Doch schon das Braten des Fleisches, das es natürlich ohne Beilagen gab, war eine unüberwindbare Hürde für mich. Ich ekelte mich so sehr, dass ich das Rindfleisch weder anfassen noch schneiden, geschweige denn hätte essen können. Somit war das Ganze das teuerste und zugleich kürzeste Diät-Intermezzo meines Lebens. Aber ich dachte mir: Ist das Leben gerade beschissen, streu einfach Glitzer drauf!

Es war einfach zu komisch: Mein Kontostand war nun genauso katastrophal wie mein Hintern. Vielleicht ging ich deshalb noch am selben Tag zum Friseur und ließ mir einen Iro schneiden – mit schwarzen und roten Strähnchen. Psychologische Kriegsführung, lenkt vom Hintern ab, dachte ich und hatte recht. Zumindest war ich am Abend auf der Geburtstagsparty unserer Trauzeugen der absolute Kracher. Es könnte aber auch daran gelegen haben, dass ich meinen Kummer in Pfirsich-Joghurt-Sahne-Schnaps ertränkte. Wir tanzten Limbo und ich war sehr erfolgreich. Ich legte mich einfach auf den Rücken und schob mich unter der Stange durch. Wie, das zählt nicht? Egal, wo ist der Schnaps?!

Einige Wochen später bekam ich neben meiner ständigen Migräne auch merkwürdige Schmerzen im rechten Fuß. Genauer gesagt im großen Zeh, der ohne ersichtlichen Grund anschwoll und unglaublich wehtat.

Also ging ich zum Arzt, der mich einigen Untersuchungen unterzog, mir Blut abnahm und mich fragte, ob es in unserer Familie Gicht gäbe.

»Nein, Quatsch!«, versicherte ich ihm. »Das wüsste ich doch! Da gibt es nur Alkoholismus, Verantwortungslosigkeit und Fettleibigkeit.«

Er schickte mich mit ein paar Schmerztabletten nach Hause und bat mich, drei Tage später wiederzukommen, um die Untersuchungsergebnisse zu besprechen. Bis es so weit war, wusste ich allerdings schon Bescheid, denn ich hatte ein aufschlussreiches Gespräch mit meiner Mutter.

»Ach«, sagte sie, »dein Fuß tut dir weh, ohne dass du dich gestoßen hast?«

»Hm«, brummte ich und mampfte weiter Chips.

»Dann hast du Gicht. Das hast du von deinem Vater, so wie alle schlechten Eigenschaften. Oder was denkst du, warum der immer so gehumpelt hat?«

»Ja, ich weiß, ich habe meine schlechten Eigenschaften von Papa. Und du hast deine immer noch.«

Das hatte gesessen. Dennoch war ich entsetzt. Gicht? Davon hatte ich nun wirklich gar nichts gewusst. Aber es stimmte: Mein Vater hatte gehumpelt. Aber darüber hatte ich mir nie Gedanken gemacht. Dieser eigenwillige Gang hatte zu Papa einfach dazugehört.

Der Arzt kam ziemlich schnell zur Sache: »Sie haben, wie angenommen, einen Gichtanfall. Entweder Sie ändern konsequent Ihre Ernährung und damit auch Ihre Lebensweise oder Sie nehmen Tabletten bis an Ihr Lebensende.«

Bevor er mich entließ, fragte er mich noch nach meinem Gewicht. Als ich nur gelangweilt die Schultern zuckte, bedeutete er mir, mich auf die Waage zu stellen.

»Wenn Sie wollen, dass ich mich auf Ihre Waage stelle, müssen Sie mich schon selbst darauf heben!«, sagte ich.

Doch das spindeldürre Doktorchen, das ich wegen seiner Körpergröße von 1,55 Meter liebevoll »Wurzelzwerg« nannte, ließ nicht locker.

Sein eiskalter Blick zwang mich auf die böse Waage, die mir unerbittlich verkündete: 119 Kilo.

Das war ein schlagendes Argument. Ich erkundigte mich umgehend nach purinarmer Ernährung. Denn so heißt der klägliche Rest, den man im Falle von Gicht überhaupt noch essen darf. Noch am selben Tag begann ich mit der Ernährungsumstellung. Das Ganze klappte anfangs erstaunlich gut und in diesem Zusammenhang stieß ich auch auf die Glyx-Diät. Und Glück konnte ich ja wohl mehr als gebrauchen!

GLYX HAT NICHTS MIT GLÜCK ZU TUN

Gewicht: 85 Kilo

Gefühlslage: Wenn ich vom Essen in die Höhe schießen würde, könnte ich den Mond am Arsch lecken.

Die Glyx-Diät ist im Prinzip eine vollwertige Ernährung. Dabei wird Wert auf Ballaststoffe, lebensnotwendige Fettsäuren, Vitamine und genügend Flüssigkeitszufuhr gelegt. Allerdings sollen überwiegend Lebensmittel mit einem niedrigen glykämischen Index verzehrt werden. Die Fett-, Eiweiß-, Kohlenhydrat- und Kalorienmenge der Nahrung ist dagegen weniger wichtig.

Der glykämische Index (GI) ist ein Maß, das die Wirkung von Lebensmitteln auf den Blutzuckerspiegel bestimmt. Ein hoher Wert bedeutet, dass der Körper die Kohlenhydrate eines Lebensmittels schnell verdaut und dadurch der Blutzuckerspiegel rasch ansteigt. Zu Deutsch: Man hat schneller wieder Hunger. Lebensmittel mit einem geringen glykämischen Index bewirken dagegen nur einen langsamen und insgesamt geringeren Anstieg der Blutzuckerkurve und somit ein längeres Sättigungsgefühl.

Einen niedrigen GI haben zum Beispiel reine Milchprodukte, viele Obst- und Gemüsesorten sowie Nudeln (egal ob Vollkorn oder nicht). Zu den Lebensmitteln mit mittlerem glykämischen Index zählen Vollkornbrot, Apfelsaft und normaler Zucker. Einen hohen Wert haben unter anderem polierter Reis, Weißbrot und Kartoffelpüree.

Ich muss sagen, die Glyx-Diät funktionierte ziemlich gut. Auch heute greife ich noch gern und oft zu Lebensmitteln, die einen niedrigen GI haben. Denn man ist einfach länger satt. Die Kilos purzelten langsam, aber beständig und der Schmerz in meinem Bein ließ auch allmählich nach.

Zeitgleich zu diesem Experiment schleppte mich eine Bekannte mit zum Aerobic. Ich hatte versucht, ihr zu erklären, dass Wale nicht zum V-Step in der Gegend rumspringen. Aber sie hatte meine Einwände einfach ignoriert. Sicherlich auch deshalb, weil sie ihre allererste Trainerstunde gab und Angst hatte, dass niemand kommen würde.

Ich bin ja keine Kameradensau. Also ging ich mit und stellte mich meinem Albtraum: sportliche Betätigung inmitten durchtrainierter Fitnessbabes. Nach nur zehn Minuten dachte ich, dass mein letztes Stündlein geschlagen hätte und wie unehrenhaft es wäre, so zu sterben – mit hochrotem Kopf auf einer grünen Isomatte, als Fettfleck in meinem eigenen Schweiß. Doch die Überraschung des Tages war: Ich starb nicht! Ganz im Gegenteil: Ich überlebte und hatte Blut geleckt!

Nach weiteren vier Wochen und acht Stunden Aerobic bei meiner Bekannten tat ich, was ich nie für möglich gehalten hätte: Ich meldete mich als Mitglied im Fitnessstudio an. Man höre und staune! Und tatsächlich wurde ich von Tag zu Tag fitter und schlanker.

Seltsamerweise war ich in all den Jahren noch nie auf die Idee gekommen, Gewichtsreduktion durch Bewegung auszuprobieren. Als mir meine Freundin Ingrid einmal vorgeschlagen hatte, morgens gemeinsam joggen zu gehen, hatte ich gemeint, das sei nichts für mich. Da schwappte ja ständig der Kaffee über die Tasse. Und nun? War ich eine Sportskanone geworden!

Mein Ehemann Rainer wusste mit dieser neuen, aktiven Stevi nicht so recht etwas anzufangen. Plötzlich lag ich nicht mehr Chips mampfend zu Hause auf der Couch, sondern war ständig im Fitnessstudio, schwärmte von meinen Erfolgen und führte ihm Schrittkombinationen vor, die ich gelernt hatte. Obwohl ich vom Schlanksein noch weit entfernt war, meldete ich mich sogar für einen Kurs an, um den Aerobic-Trainer-Schein zu machen.

Zugegeben, die Reaktionen auf diese Nachricht variierten von »Willst du mich verarschen?« bis hin zu »Stevi, Selbstmord ist keine Lösung!«. Aber ich ließ mich nicht mehr aufhalten. Zum ersten Mal in meinem

Leben nahm ich durch Bewegung ab – etwas, was ich seit meiner Kindheit gescheut hatte. Und nach nur einem halben Jahr hatte ich zur Verblüffung aller (vor allem meiner eigenen) den Trainerschein in der Tasche, ein neues Lebensgefühl gewonnen und gleichzeitig ein Interesse für meinen bis dahin verhassten Arbeitskollegen Jan entwickelt, das völlig unangebracht war. Schließlich war ich eine verheiratete Frau.

HOCHZEIT, DIE ZWEITE

Gewicht: 76 Kilo

Gefühlslage: Schmetterlinge sind auch Geflügel.

Jan und ich waren nun schon seit vielen Jahren Kollegen. Obwohl wir in unterschiedlichen Abteilungen tätig waren, fanden wir genug Berührungspunkte, um uns regelmäßig das Leben schwer zu machen und uns gegenseitig auf die Nerven zu gehen. Ich war ihm zu störrisch, stand ihm immer im Weg – sowohl mit meinen Ideen als auch mit meinem Hintern. Jan beschrieb mich als »etwas, über das man ständig stolpert«.

Da hatte er nicht ganz unrecht. In unserer Firma fühlte ich mich nach wie vor fehl am Platz – wie ein Wildpferd auf dem Ponyhof. Die Männer waren Machos und die Frauen erinnerten mich an eine Mischung aus Angela Merkel und Pfarrsekretärin. Die meisten von ihnen hatten sich sofort nach der Ausbildung ein Paar Birkenstockschuhe gekauft und würden diese bis zur Rente abtragen. Und ich meine wirklich abtragen. Man konnte anhand der Sohle sehen, wie lange jemand schon bei der Firma war. Allein deshalb trug ich von Anfang an High Heels – und jetzt erst recht. Das bedeutete: Ich fiel auf. Klar, ein Wildpferd auf High Heels fällt nun mal auf. Immer und jedem, so eben auch Jan.

Einhergehend mit meinem neuen sportlichen und gesunden Lebensgefühl bekam ich plötzlich eine neue Sicht auf viele Dinge und auch Menschen. So passierte es, dass ich mich von einem Tag auf den anderen ganz plötzlich in diesen komischen Kerl verliebte, ausgerechnet am Kopierer.

Wir stritten uns gerade darüber, wie man den Papierstau am besten beheben könnte. Ich schimpfte irgendetwas von »Hormonstau« und er schimpfte zurück in Richtung »grob fahrlässig«. Als der Kopierer endlich wieder funktionierte, legte ich meinen Kopf unter den Deckel, streckte die Zunge raus, drückte »Start« und dann Jan die Kopie in die Hand. Da konnte er nicht anders, als mich anzulächeln. Oh Gott, war das süß! Dieses Lächeln hatte ich noch nie bei ihm gesehen. Und, zack, hatte es mich total erwischt.

»In den Jan Fuhlrott?«, fragte meine Freundin Ingrid, als sie davon erfuhr, und verschluckte sich im selben Moment an ihrem Abnehmdrink. »Ist nicht schlimm. Das geht vorbei«, winkte sie dann entspannt ab.

Genau das Gleiche sagte auch mein Mann, als ich ihm abends erzählte, dass ich mich in einen anderen verliebt hatte. Doch ich war verwirrt, packte meine Taschen und zog aus.

Mein Mann und Ingrid sollten sich beide täuschen. Ich küsste Jan am nächsten Tag zum ersten Mal, zog bei ihm ein und vier Wochen später machte er mir einen Antrag. Ich reichte die Scheidung ein und als mein Trennungsjahr endlich rum war, traf ich Rainer in altbekannter Konstellation: Diesmal waren unsere ehemaligen Trauzeugen die Scheidungsanwälte.

Als ich gerade einmal neun Tage geschieden war, brannten Jan und ich allein (nur mit Hund) durch und heirateten am 9. August 2006 auf einem Leuchtturm – diesmal ohne Trauzeugen, dafür trug ich mein Traumkleid. Der Reißverschluss war ein wenig versetzt worden und mein Gewicht lag gerade bei schlappen 75 Kilo. Von da an gingen wir durch dick und dünn, im wahrsten Sinne des Wortes.

DER NEW YORK BODY PLAN.
ODER: HEIDI KLUM KANN MICH MAL

Gewicht: 87 Kilo

Gefühlslage: Ich wollte eigentlich die Welt erobern,
aber es regnet gerade!

Passend zu meinem neuen Leben hatte ich Ende des Jahres 2008 meinen verhassten Job endlich gekündigt. Neuen Mutes wagte ich Anfang 2009 den Schritt, meinen großen Traum in die Realität umzusetzen. Nein, nicht dünn zu werden, sondern den anderen: mich selbstständig zu machen. Seit ich damals den Schlüssel im Schloss umgedreht hatte, war ich mit der Idee schwanger gegangen, meine eigene Zeitschrift zu gründen. Ich hatte auch schon den perfekten Namen dafür: *HochGLANZ*.

Doch dieser Traum musste noch ein wenig warten. Als Grafikerin mit Erfahrung im Verlags- und Druckereiwesen konzentrierte ich mich zuerst auf die Gründung meiner eigenen Werbeagentur. Parallel dazu entwickelte ich zusammen mit Jan ein Verlagskonzept. Die Anfangsphase zwischen Businessplan und Bankterminen, zwischen Akquise und Konkurrenzanalyse war sehr nervenaufreibend und zeitintensiv. Aber wir waren glücklich verliebt, motiviert und kreativ.

Unser Einsatz sollte sich lohnen. Denn kurz nach unserer romantischen Hochzeit auf dem Leuchtturm stand fest, dass wir mit dem HochGLANZ-Verlag an den Start gehen konnten. Jan kündigte ebenfalls und stieg im November 2009 als gleichberechtigter Geschäftspartner ein.

Im Januar 2010 erschien die erste Ausgabe unseres Paderborner Stadtmagazins *HochGLANZ*. Als Jan und ich damals in der Buchbinderei standen und ich das allererste Exemplar in den Händen hielt, heulte ich vor lauter Glück los. Unser Baby! Wir waren so stolz.

Alles schien auf einmal gut zu werden. Fast alles. Denn trotz meiner neuen und größten Liebe konnte ich mein gerade mal so tolerierbares Übergewicht nicht halten. Meine Kilos konnten sich einfach nicht von mir trennen. Die Kalorien fühlten sich bei mir irgendwie geborgen und zu Hause. Auch wenn Jan meine Cellulite liebevoll als »Special Effects« bezeichnete und durch die Wohnung rief, ob ich mich wieder im Kühlschrank versteckte, wenn er mich suchte, litt ich unter meinem Übergewicht. Also startete ich in mein nächstes Diätabenteuer.

In einer Fernsehsendung hörte ich zum ersten Mal vom New York Body Plan, einer Diätmethode des US-amerikanischen Personal Trainers David Kirsch. Damit hatte er sogar Sarah Connor und Heidi Klum nach ihren vielen Geburten wieder in Form gebracht. Und wer wollte nicht so sein wie »unsere« Heidi? (Alle Frauen mit Verstand?)

Beim New York Body Plan handelt es sich um eine Mischung aus Fitnessprogramm und Ernährungsumstellung. Das klang vernünftig. Der Gedanke an ein Fitnessprogramm machte mir inzwischen auch nicht mehr so viel Angst. Schließlich war ich stolze Inhaberin eines Aerobic-Trainer-Scheins.

Die Diät ist in drei Phasen unterteilt. In der ersten Phase wird auf Kohlenhydrate vollständig verzichtet. Stattdessen setzt Kirsch auf eine sehr eiweißhaltige Ernährung. So wird zum Beispiel zum Frühstück ein Eiweißshake getrunken. Auf Milchprodukte, Brot, Süßes, Obst und Fett wird dabei völlig verzichtet. Man ernährt sich von Salat, Geflügel, Eiern ohne Eigelb (!) und Fisch. Als Snack darf man Mandeln naschen. In dieser ersten Phase geht es vor allem um den schnellen Gewichtsverlust, der für die zweite Phase motivieren soll.

Diese beginnt nach 14 Tagen, vorausgesetzt, man hat die erste Phase erfolgreich durchgehalten. (Wer? Wer? Wer?) Dann darf man ein paar Kohlenhydrate, Kaffee und Milchprodukte zu sich nehmen. Es gibt Pfannkuchen nach Davids Rezept, Barbecue-Burger und mehr. In dieser ebenfalls 14-tägigen Phase geht es vorrangig darum, eine langfristige Ernährungsumstellung einzuleiten.

Diese wiederum beginnt mit Phase drei, auch »Rest-des-Lebens-Phase« genannt. Kirsch setzt auf eine ausgewogene, kohlenhydratarme Ernährung. Auf dem Speiseplan stehen Nudeln mit Shrimps-Soße, Fisch in allen Variationen, Geflügel und vieles andere. Diese Phase gibt eine gute Orientierung, wie man sich weiterhin ausgewogen ernähren kann, um sein Gewicht zu halten.

Bis dahin erschien mir das Programm noch machbar. Doch dann kam Kirschs Vorstellung vom Fitnessteil. In seinem Buch *The Ultimative New York Body Plan* stellt David Kirsch sein individuelles Fitnessprogramm vor. Er verspricht, dass geschwitzt werden darf! Und da ich mir das Buch voller Motivation gekauft hatte, fing ich natürlich auch sofort mit dem Training an.

Das Sportprogramm ist unterteilt in sechs verschiedene Bereiche. Zunächst muss jeder einschätzen, wie gut er mit dem Programm klarkommt. Dazu gibt es einen Fitnesstest. Schafft man diesen ohne größere Probleme, kann man direkt ins Hauptprogramm einsteigen. Sollte es ein paar Defizite geben oder traut man sich das Hauptprogramm noch nicht zu, kann man ruhig mit dem Vorprogramm anfangen.

Darin geht es um Ausdauertraining und ersten Muskelaufbau. Jeder Muskel wird einzeln trainiert und geformt. Das Vorprogramm dauert nach Kirsch etwa eine halbe Stunde und ist auch für Anfänger gut geeignet. So steht es zumindest im Buch.

Das Hauptprogramm ist schon anspruchsvoller. Auch hier werden die einzelnen Muskeln separat geformt. Dadurch kann ein ganzheitliches Training gewährleistet werden.

Anschließend folgt das Training des Oberkörpers mit Schwerpunkt auf Schultern, Brustmuskulatur und vor allem Bauch. Kirsch macht viele Crunches (ein, sagen wir, moderner Begriff für Sit-ups) in verschiedenen Variationen, sodass der Bauch optimal trainiert wird – eigentlich. Eine Trainingseinheit dauert circa 15 Minuten.

Der nächste, ebenfalls 15-minütige Teil konzentriert sich auf das Training des Unterkörpers, das heißt auf Po, Oberschenkel und Waden.

Kirsch empfiehlt, jeden Tag entweder Vor- oder Hauptprogramm und das Training für Unter- und Oberkörper durchzuführen. Natürlich auch mit Cool-down, dem perfekten Abschluss eines Trainings, wie Kirsch behauptet. Das kann ich leider nicht beurteilen, denn so weit kam ich nicht.

Als Erstes scheiterte ich daran, dass ich den für die Leibesübungen erforderlichen Medizinball nicht auftreiben konnte. Man sollte den Ball im Liegen zwischen die Waden nehmen und dort halten, um diverse Work-outs zu machen. Ich hatte alle Haushaltsgeräte ausprobiert, die ungefähr das Gewicht dieses Ungetüms (sauschwer, so ein Ball) hatten, und versuchte es schließlich mit zwei dicken Büchern: *Krieg und Frieden* sowie *Schuld und Sühne*. Jan packte die Bibel noch obendrauf, um mich so richtig in Stimmung zu bringen. Endlich waren diese Schinken auch mal zu etwas gut.

Während ich also im Wohnzimmer auf dem Boden lag und meinem Untergang entgegensah, aß Jan Nussecken in der Küche und trank einen wunderbaren Milchkaffee dazu. Ich schwöre, ich war nur einen klitzekleinen Moment lang abgelenkt (man konnte die Nussecken in seinem Mund schmelzen hören) und so rutschte mir erst das eine und dann das andere Buch zwischen den Beinen weg und landete genau in meinem Gesicht.

Das war das abrupte Ende meines New-York-Body-Plan-Work-outs. Und auch die Diät brach ich ab: Die Nussecken meines Mannes fanden noch am selben Nachmittag ein neues Zuhause: in meinem Bauch – der einem Medizinball schon wieder Konkurrenz machte. Aber immerhin hatte ich mit dem Programm meinen eigenen Rekord erzielt! Denn das war nach der Fleischdiät mein kürzester Abnehmversuch. Er dauerte genau vier Stunden.

Die nächsten zehn Tage trug ich übrigens ein dickes blaues Auge zur Schau. Wenn mich jemand fragte, wie das passiert war, sagte ich, Jan und ich hätten uns um Nussecken geprügelt. Am schönsten war die Antwort: »Dann will ich lieber nicht wissen, wie Jan jetzt aussieht!«

Rückblickend würde ich sagen, dass ich hätte durchhalten können. Aber dazu hatten mir im Gegensatz zu Heidi so einige Voraussetzungen gefehlt. Nehmen wir an, ich hätte jemanden mit einem sexy Body gehabt, der mich den ganzen Tag über mit Work-outs getriezt hätte, dazu einen Koch, der mir die kohlenhydratarme Ernährung lecker zubereitet auf den Tisch serviert hätte, folglich also 'ne Million Euro auf dem Konto, dann, ja, dann hätte ich es auch geschafft. Aber als normalsterblicher Mensch ohne Personal Trainer und ohne Koch sah ich da schwarz. Ich hatte Kohldampf statt Kohle – und nicht mal einen Medizinball!

»Ich habe heute leider kein Foto für dich.«
Heidi Klum

WEIGHT WATCHERS –
SCHNATTERN STATT FUTTERN

Gewicht: 89 Kilo

Gefühlslage: Alles wird gut!
Wann, steht noch nicht fest.

Ungefähr zwei Monate nachdem ich unfreiwillig meine halbe Bibliothek ins Gesicht bekommen hatte, erzählte mir meine übergewichtige Nachbarin, dass sie sich bei den Weight Watchers angemeldet hatte. Sie wollte an dem Tag zum ersten Mal hingehen und fragte, ob ich nicht Lust hätte mitzukommen.

Zu einem neuen Diätexperiment? Ich? Na klar! Ich war noch lange nicht bereit aufzugeben.

Das Weight-Watchers-System geht auf die Hausfrau Jean Nidetch zurück, die 1963 in New York vergeblich versuchte, allein abzunehmen. So kam sie auf die Idee, sich mit Freundinnen zu treffen, die sich gegenseitig motivieren sollten. 1970 veranstalteten Irmgard und Walter Mayer das erste deutsche Weight-Watchers-Treffen in ihrer Düsseldorfer Wohnung. Und im Jahr 2012 gab es bereits über dreihunderttausend Teilnehmer deutschlandweit. So viele Menschen konnten nicht irren, oder?

Ich meldete mich also an und stellte schnell fest, dass eines gilt, wenn Frauen zusammensitzen: schnattern statt futtern! Ich meldete mich sogar zwei Mal an, um mitzuschnattern, auch wenn ich die Tatsache, dass ich *keine* Hausfrau war, eher verschwieg, um nicht negativ aufzufallen.

Im Grunde ist Weight Watchers keine schlechte Idee, sogar ich als mathematisches Nulltalent konnte da mithalten. Denn es geht vor allem darum, Punkte zu zählen – und zwar lediglich bis zwanzig. Jedes Lebensmittel und auch der Kalorienbedarf werden in sogenannte »ProPoints« umgerechnet. Das bedeutet, man darf alles essen, muss aber fleißig mitzählen und darf die maximale Tagespunktzahl nicht überschreiten. Diese hängt von Geschlecht, Alter, Körpergröße und Gewicht ab. Die Unterlagen, Rezeptbücher und Points-Listen sind allerdings urheberrechtlich geschützt und stehen nur zahlenden Mitgliedern zur Verfügung.

Auch bei den Weight Watchers gilt: Vertrauen ist gut, Kontrolle notwendig. Das heißt, wöchentliches und öffentliches Gruppenwiegen ist angesagt – in meinem Fall inmitten von gelangweilten Hühnern in karierten Blusen. Das war der Teil, den ich am schrecklichsten fand. Man wiegt sich nacheinander und hat dabei immer das Gefühl, dass die Frau, die als Nächste an die Reihe kommt, mit einem Fuß mit auf der Waage steht. Und zwar nicht nur, um das angezeigte Gewicht zu verfälschen, sondern vor allem, um das Ergebnis abzulesen und es dann in der Runde weiterzutratschen.

Ich war drei Monate lang mit von der Hausfrauenpartie und ging fast jede Woche hin. Insgesamt verlor ich ungefähr fünf Kilo, gewann aber nicht gerade neue Freundinnen.

Alle Frauen, die bis zwanzig zählen können und sich als gruppendynamischen Typ bezeichnen würden, die sich unter Frauengesprächen nichts Schöneres vorstellen können, als gemeinsam Punkte zu zählen, sind bei Weight Watchers genau richtig. Ich gehörte leider   oder wie Jan fand: Gott sei Dank – nicht dazu.

WAS? PIZZA UND PASTA
PASSEN NICHT ZUSAMMEN?

Gewicht: 92 Kilo

Gefühlslage: Einen McDreamy to go, bitte!

Seit ich selbstständig war, hatte ich leider noch weniger Zeit (okay, und immer noch keine Lust), mich gesund zu ernähren. In der Not frisst der Teufel Fliegen, sagt man zwar so, aber ich zog Pizza und Pasta jeglicher Art von Insekten immer vor. Daher ging ich mittags auch nicht mit einer Fliegenklatsche bewaffnet durch die Agentur, sondern lieber zu dem kleinen Italiener um die Ecke. Dem mit den rot-weiß karierten Stofftischdecken, dem leckeren, immer warmen Weißbrot – und, zugegeben, dem süßen Kellner Giovanni. Das Auge isst ja schließlich mit.

Aber mal ehrlich: Dieses Mittagsmenü für sechs Euro inklusive Salat, Getränk und Pizza oder Pasta war einfach unschlagbar lecker und günstig. Schließlich war ich nun eine erfolgreiche Karrierefrau und hatte wirklich keine Muße mehr, mir Öko-Schrippen zu machen und in Tupperware zu packen oder mittags zu Hause »fit« zu kochen. Nein, ich ging zum Italiener. La Dolce Vita war – was keiner weiß – eigentlich für mich erfunden worden.

Als ich dann auch noch diese reizende Praktikantin einstellte, die noch ihren Babyspeck mit sich herumtrug (ein wichtiges Einstellungskriterium in meiner Agentur, auch positive Diskriminierung genannt), weiteten wir gemeinsam unser Dolce-Vita-Paradies aus. Ob Asia-Imbiss, die Frittenschmiede, der Italiener oder – »muss heute einfach mal sein« – McDonald's, alles war besser und fühlte sich erwachsener an, als selbst Hand an den Herd zu legen. Noch dazu waren alle diese Schlemmerparadiese zu Fuß von unserer kleinen Agentur zu erreichen.

Und so passierte es, dass wir mittags des Öfteren bei einem Royal TS mit Pommes und Cola light (so viel Gewissen musste sein!), gefolgt von einem McFlurry (so viel Genuss musste auch sein) Projekte besprachen. Um es mit den Worten von Stephen King zu sagen, waren »die goldenen Titten Amerikas« schon bald unsere beliebteste Anlaufstelle. Obwohl: An*lauf*stelle ist nicht richtig. Meine Praktikantin fuhr uns natürlich. Zeit war auch Geld, oder?

Die Süße hegte und pflegte ihren Babyspeck, wohingegen ihre Schwester so dürr war, dass sie sich mit Sicherheit im Handschuhfach hätte umziehen können. Natürlich schimpften wir regelmäßig und dabei mampfend auf dieses Klappergestell, aber ich war doch zu neugierig und zu neidisch, sodass ich mich schon bald nach ihrem »Geheimnis« erkundigte: »Sag mal: Wie macht sie das? Steckt sie sich den Finger in den Hals?«

»Ich weiß nicht genau«, würgte meine Praktikantin zwischen Big Mac und Apfeltasche hervor. »Ich glaube, das nennt sich Trennkost.«

Trennkost, aha! Das hatte ich schon mal gehört. Aber wie es genau funktionierte, erfuhr ich dann erst übers Internet. Natürlich recherchierte ich das nur im Rahmen eines Artikels, der allerdings nie in Druck ging.

Ich las Verblüffendes: Trennkost sei ganz einfach. Denn bei dieser Art der Ernährung isst man Lebensmittel, die Eiweiß oder Kohlenhydrate enthalten, einfach nur getrennt. Das klang doch relativ unproblematisch. Nichts wie ran an den Speck! (Kohlenhydrat oder Eiweiß?)

Nach ausgiebigem Studieren der im Web aufgespürten Listen von miteinander kombinierbaren Lebensmitteln stellte ich allerdings schnell fest, dass dieses Unterfangen rein gar nichts mit meinen »normalen« Bedürfnissen zu tun hatte. Kein Mensch isst Rotkohl mit Bratwürstchen ohne Kartoffeln. Oder einen Hotdog ohne Brot. Wie sollte das denn ablaufen: »Bitt' schön, junge Frau, geben Sie mir nur das Würschtel auf die Hand!«?

Dennoch, ich war bereit, meine Umwelt vor den Kopf zu stoßen. Wenn es sein musste, konnte ich auch den Royal TS ohne Brot essen. Besser so als anders herum. Doch schnell fand ich heraus: Trennkost schafft Feinde. Amerikas goldene Titten hin oder her, Cheese ohne

Burger war nicht drin. Trennkost erwies sich für eine selbstständige Karrierefrau wie mich leider als nicht alltagskompatibel genug. (Aber ich fürchte, diese Diät muss erst noch erfunden werden.)

Machen wir uns nichts vor: Bei Trennkost soll man auf alles, was eine schöne Mahlzeit abrundet, verzichten. So weit – oder so verzweifelt – war ich zu jenem Zeitpunkt noch nicht. Ich verfolgte dieses Experiment sehr halbherzig und nahm somit auch nicht ab. Vermutlich, weil ich einfach trotzdem immer zu viel aß, wenn auch getrennt. Zum Beispiel drei Hotdogs, aber dafür alle ohne Brot. Noch dazu habe ich das Prinzip bis heute nicht richtig verstanden: So galten rohe Möhren als neutrales Lebensmittel, aber gekocht wurden sie zu »bösen« Kohlenhydraten. Komisch. Möhren sind Möhren – mir auch bekannt als Nase eines Schneemanns. Und manchmal sind sie auch aus Marzipan, stimmt's?

Mein Mann Jan beobachtete mein Experiment mit der üblichen Skepsis aus der Ferne. Ihm war eigentlich nur wichtig, dass er morgens seine Brötchen geschmiert bekam (gern als Eiweiß-Kohlenhydrat-Kombi) und dass das Leben in halbwegs geregelten Bahnen verlief. War ja schon anstrengend genug mit mir. Denn ich liebte es, unter Zeitdruck zu arbeiten und kurz vor Druckschluss auch mal das komplette Konzept umzuwerfen.

Jan hatte erstaunlicher- oder bewundernswerterweise nie ein Problem mit meinem Gewicht. Nur mit mir, wenn ich, wie fast immer, ein Problem mit meinen »Special Effects« hatte. Er liebte mich, egal ob hundert oder 65 Kilo schwer, und konnte – Gott sei Dank – nie seine Hände von mir lassen. Das klingt nach einem romantischen Klischee, ist aber nichts als die Wahrheit.

Trotz oder vielleicht gerade wegen dieser Einstellung meines Traummannes schämte ich mich immer wie blöd vor Jan. Er war so wunderbar und ich so furchtbar. Mein Gewicht schwankte damals zwischen 85 und neunzig Kilo. Das war – traurig, aber fett – mein »Normalgewicht«.

Noch war ich nicht bereit aufzugeben. Denn ich wollte mich so gern auch im Handschuhfach umziehen können. Und so kam es damals zur (hoffentlich) allerletzten Diät meines Lebens – mit Almased und Yokebe, auch »Geheimakte Plörre« genannt.

Yokebe ist genau wie Almased ein Pulver, aus dem man sich einen Diätshake mit Wasser oder Magermilch mixen kann. Der Drink soll angeblich eine komplette Mahlzeit ersetzen. Im Grunde ist es wie bei Slim-Fast, BCM und Co. Doch im Gegensatz zu dem »Spaß« aus den 1990er-Jahren sah man damals diese beiden Produkte ständig in der Fernsehwerbung. Somit wurde ich mal wieder in Versuchung geführt, mich erneut aufs Plörretrinken und das damit einhergehende Jo-Jo-Spiel einzulassen.

Die Dosen besorgte ich mir in der Apotheke, meistens in einem Anfall von »Ab morgen will ich schlank werden!«. Und das passierte normalerweise Sonntagabend und daher mit ordentlichem Notdienstaufschlag. Da ich mich so schämte und fürchtete, jemand könnte mich sehen, versuchte ich, das Ganze sehr heimlich über die Bühne zu bekommen. Das heißt, ich verkleidete mich mit Sonnenbrille und Käppi, lieh mir das Auto einer Freundin (meins hat ja eine Firmenaufschrift) und parkte möglichst weit weg. Es hätte nur noch gefehlt, dass ich mit einer Zeitung vor dem Gesicht zur Apotheke gelaufen wäre. Aber sich mit über achtzig Kilo unsichtbar zu machen, ist nun mal nicht so einfach.

Tatsächlich hielt ich mit den Diätdrinks manchmal zwei, drei Tage lang durch. Dann fing ich an, das Ganze etwas kreativ zu verfremden, sodass ich ab und zu sogar auf zwei Wochen kam. In dieser Zeit trank ich vormittags die Shakes und abends aß ich. Doch so konnte das natürlich nicht klappen.

Anfangs verlor ich immer berauschend schnell an Gewicht. Doch dieses »künstliche« Fasten hielt ich nie lange durch. Schon bald kam zuverlässig mein alter Freund Jo-Jo wieder zu Besuch. Und der blieb immer lange. Zu lange.

Im Übrigen bin ich heute noch stolze Besitzerin von mindestens zwölf verschiedenen Dosen dieser Art. Hat irgendjemand Interesse? Oder gibt's darauf Pfand?

ICH BIN DANN MAL FETT!

Gewicht: 97,5 Kilo

Gefühlslage: Da man sowieso denkt,
warum nicht einfach positiv?

Ich war so weit: Ich gab auf! Im Alter von 34 Jahren hatte ich mich damit abgefunden, bei einer Körpergröße von 1,62 Meter fast hundert Kilo zu wiegen. Ich bin dann mal fett!

Schätzungsweise fünftausend Euro hatte ich bis zu diesem Zeitpunkt für gefühlte sieben Millionen Diäten ausgegeben. Und wofür? Für Plörre, Pillen, Ratgeber, Spritzen und Scharlatane. Und dann natürlich auch noch für Essen. Aber was hatte es auf lange Sicht gebracht? Nichts. Nichts als Fett. Mein Fett schien lebenslange Garantie zu haben, ähnlich wie eine Waschmaschine von Krupp. Der Gedanke, dass ich mir für all die Kohle, die ich bisher investiert hatte, längst das ganze Fett hätte absaugen lassen können, machte die Sache nur noch schlimmer. Für eine Brust-OP hätte es auch noch gereicht! Oh je. Gibt's noch Pommes?

Eines Samstagabends traf ich mich mal wieder mit Ingrid, meiner treuen Freundin und Wegbegleiterin, die – unglaublich, aber wahr – genauso klein und inzwischen genauso dick war wie ich. Wir waren uns gegenseitig die perfekte Gesellschaft. Gerade an Samstagabenden taten wir uns gut. Das war die Zeit, in der andere Frauen in engen Oberteilen und kurzen Röcken auf die Piste gingen, während wir uns fühlten, als bestünden wir aus sich selbst aufblasenden Luftmatratzen.

Wir genossen den Abend bei einem Latte macchiato mit acht Löffeln Zucker auf »unserer« wundervollen Dachterrasse des größten Kinos der Stadt. Um diese »herrliche Aussicht« (von oben ist sogar Paderborn ganz schön) so richtig genießen zu können, setzten wir uns wie immer auf unsere Lieblingsbank. Doch in dem Moment, als ich mich mit

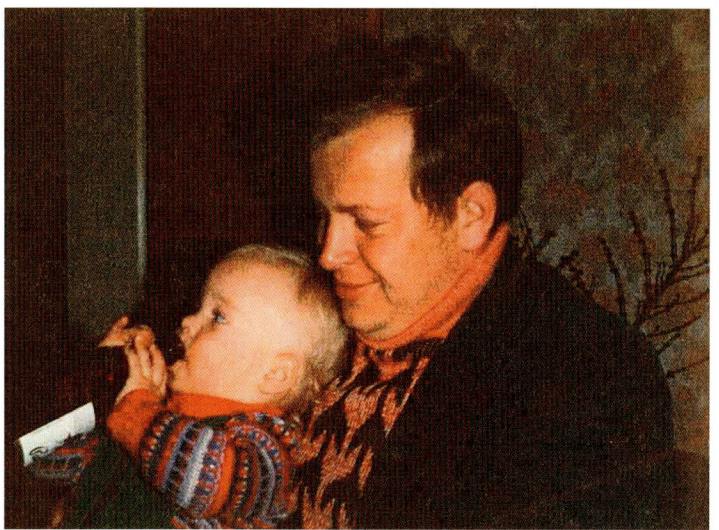

1976 Früh übt sich: Gott sei dank konnte ich frühzeitig die „Paderborner-Pilsener-Gene" austricksen!

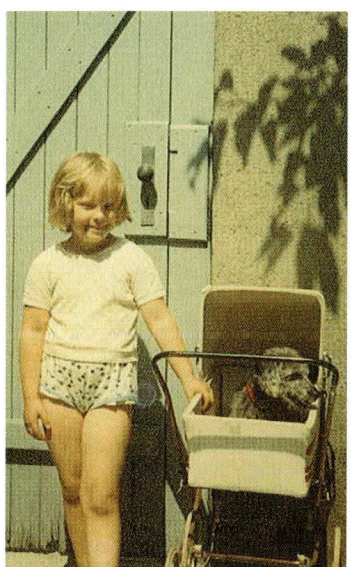

1980 Die Welt ist noch in Ordnung, aber Puppen sind trotzdem doof …

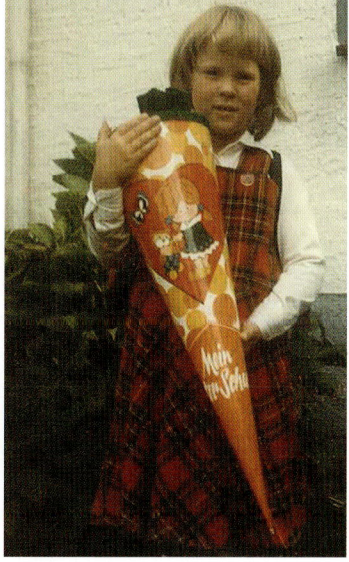

1981 Schluss mit lustig: Der Ernst des Lebens beginnt. Und zwar kariert!

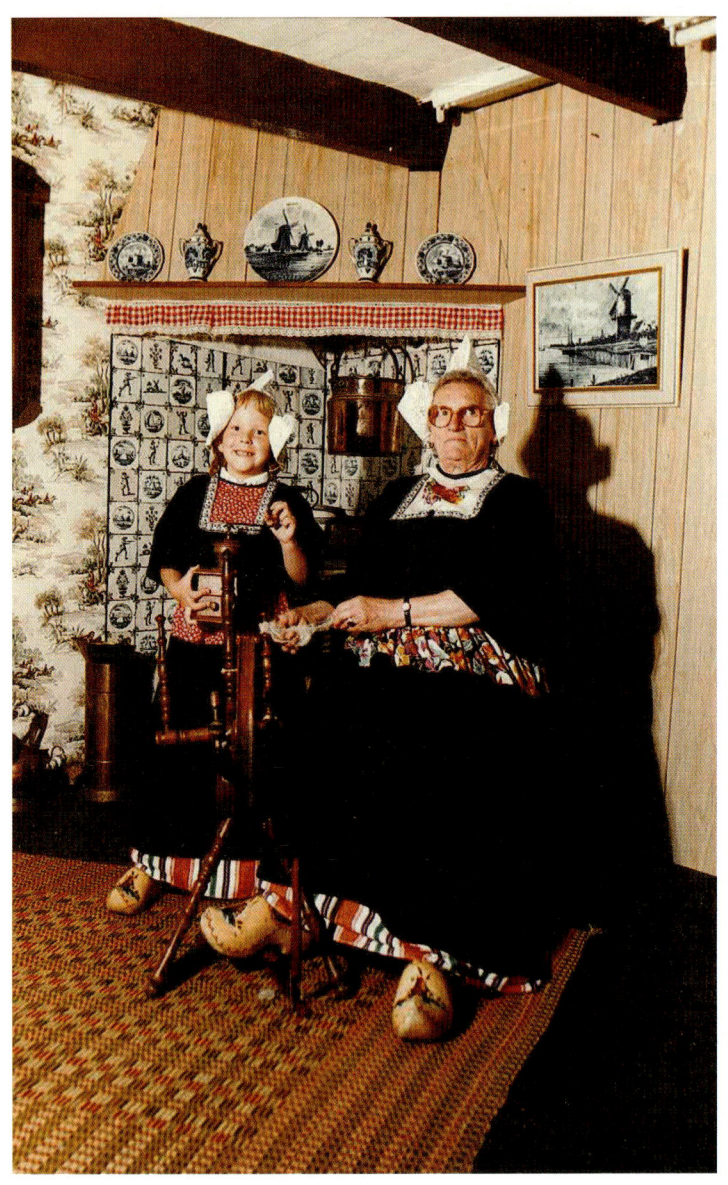

1980 Oma und ich in Omas Element ...

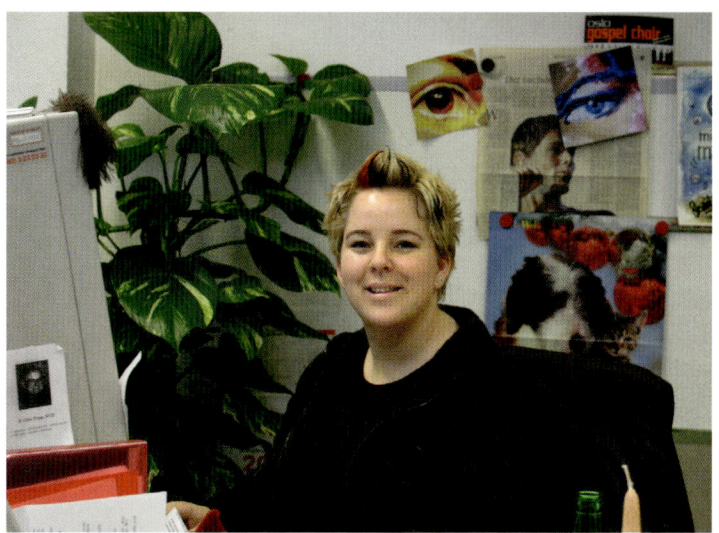

2004 Ohne Kopf könnte ich auch als Schokomuffin durchgehen ...

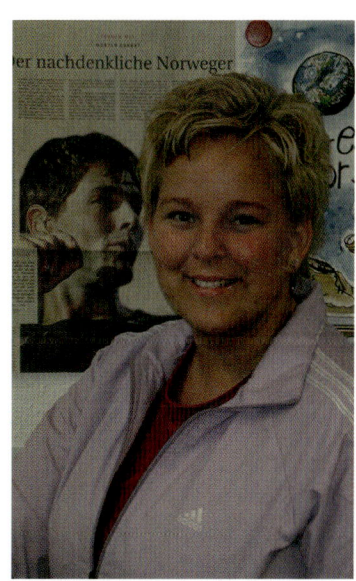

2005 So strahlt man, wenn man seine erste Aerobic-Stunde überlebt hat.

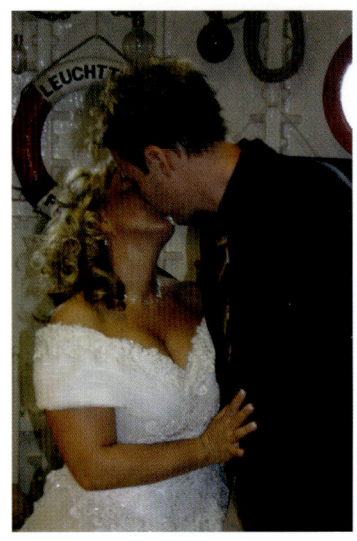

2006 The love of my life.

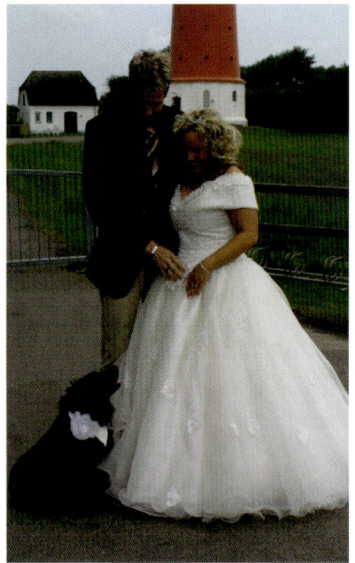

Das Leben geht manchmal Umwege,

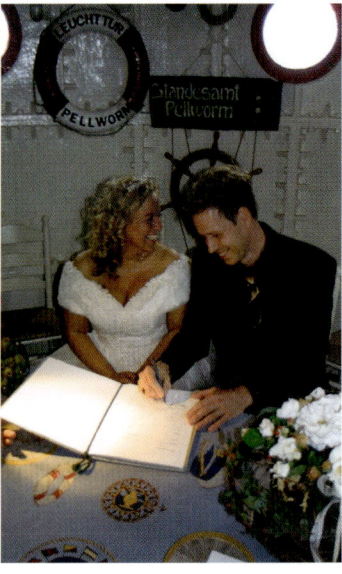

von denen darf man nur nicht abkommen!

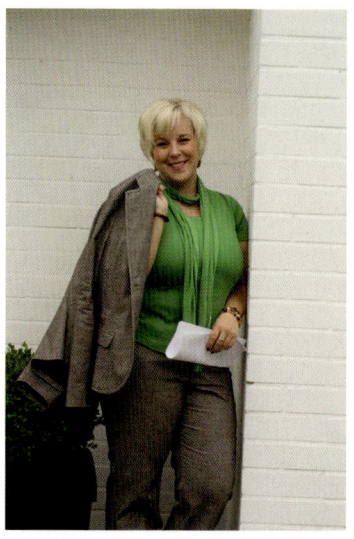

2008 Das sollte ein Bewerbungsfoto werden, „grün" ist die Hoffnung, oder?

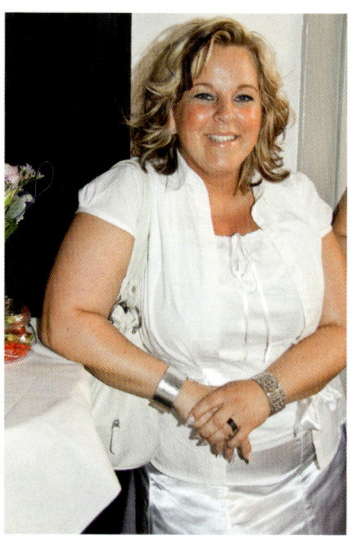

2010 Weiß macht doch schlank, oder?

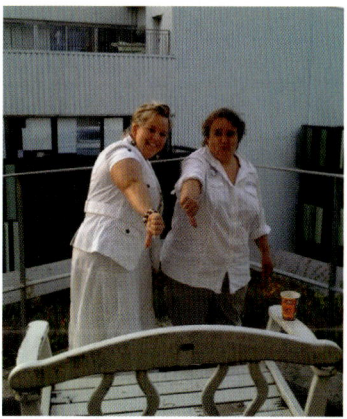

2010 Meine Freundin Carmen und ich vor der Bank, die alles verändert hat.

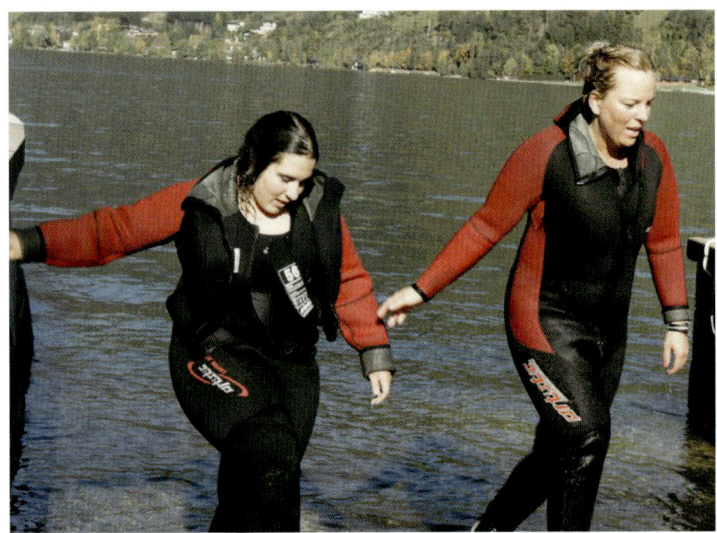

2011 Zell am See: wie man deutlich sehen kann, waren die ZDF-Dreharbeiten nicht immer einfach!

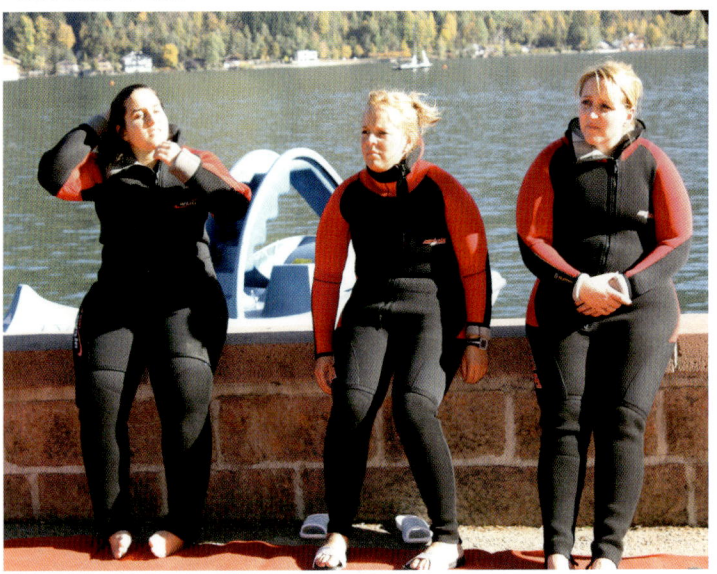

Es war arschkalt, ich hatte Migräne, aber ich wollte es schaffen!

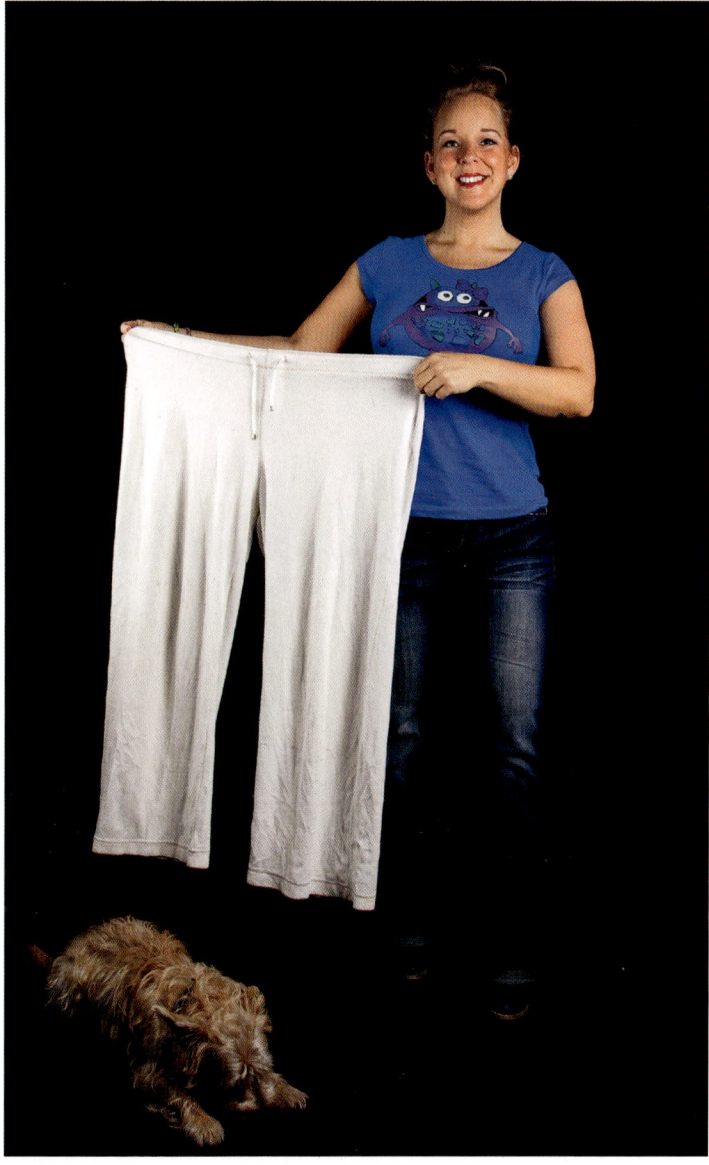

2011 Eigentlich wollte ich die alte Hose wegschmeißen.
Heute bin ich froh, dass ich es nicht getan habe!

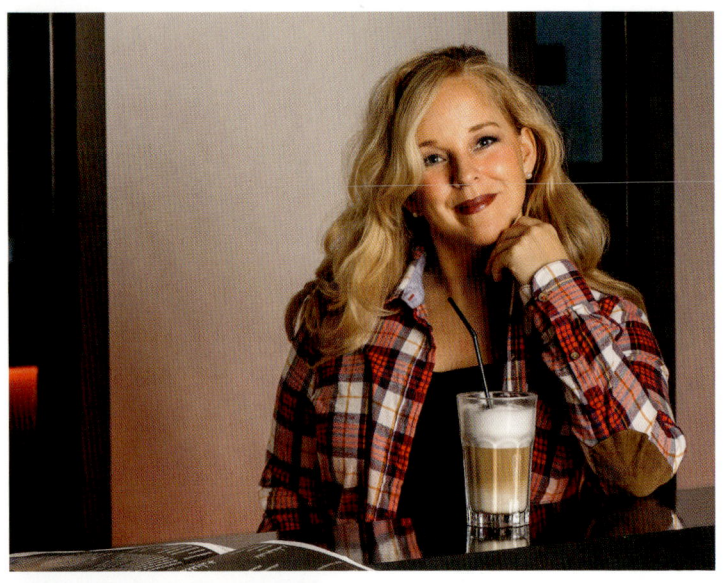

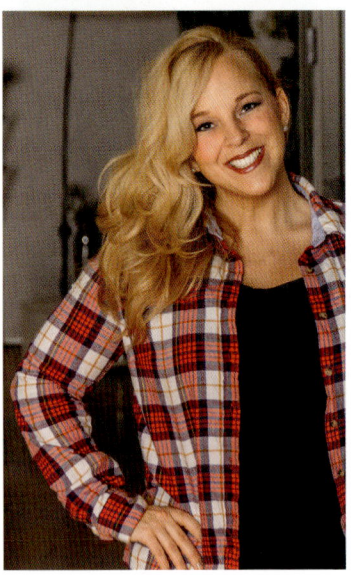

2012 Inzwischen fühle ich mich ganz wohl in meinem „neuen" Ich. Immerhin hatte ich jetzt ja auch schon zweieinhalb Jahre Zeit, mich daran zu gewöhnen.

meinem Allerwertesten auf sie niederließ, brach sie laut krachend unter mir zusammen. Ich landete auf dem Boden und schaute bestürzt auf meinen langen weißen Rock, auf dem sich gerade der Kaffee verteilte.

Ingrid brach in schallendes Gelächter aus und gluckste: »Die Bank ist unter dir zusammengekracht! Unter dir!«

Wäre mein Leben ein Film, hätte ich, die fette Protagonistin dieses blöden Dramas, genau in dem Moment meinen absoluten Tiefpunkt gehabt – mit Latte macchiato auf dem weißen Großraumrock, natürlich in Schritthöhe. Ich überlegte, nun einfach von diesem Dach zu springen, mich als Fettfleck auf dem Asphalt Paderborns aus dieser ungerechten Welt zu stehlen, kurz und schmerzlos.

Oder sollte ich es ein allerletztes Mal versuchen? Ich entschied mich für diese Variante. Umbringen konnte ich mich später ja immer noch.

FETT WEG!
ODER: WOZU FERNSEHEN GUT SEIN KANN

Gewicht: 95 Kilo

Gefühlslage: Kann ich mein Leben mal kurz speichern und was ausprobieren?

Als ich an diesem Abend nach dem »Bank-Eklat« frustriert und tatsächlich zum ersten Mal seit Langem ohne eine Tüte Chips im Bett saß, suchte ich im Internet zum millionsten Mal nach einer Lösung für mein »Fettdebakel«. In einem der zahlreichen Abnehmforen wurde ich auf einen Eintrag aufmerksam. Das ZDF suchte Protagonisten für eine Abnehmdoku mit dem vielversprechenden Titel *Fett weg!*. Mehr Informationen gab es dazu nicht. Das reichte aber eigentlich auch, denn es klang gut.

Ich ignorierte meine Abneigung gegen die mediale Bloßstellung dicker Leute im deutschen Fernsehen und bewarb mich sofort mit einer sehr persönlichen E-Mail, die mehr ein Hilfeschrei als eine Bewerbung war. Dann passierte erst einmal nichts. Tagelang schaute ich stündlich in meinen E-Mail-Account, um zu sehen, ob schon jemand geantwortet hatte. Nach einer Woche gab es immer noch keine Rückmeldung. Erneut ergriff ich die Initiative und forschte im Netz nach der Autorin dieses Aufrufs. Tatsächlich fand ich ihre Telefonnummer heraus und rief sie direkt an. Ich hatte ja nichts zu verlieren – außer Pfunde. Schamgefühl und Stolz waren mir irgendwann während der letzten dreißig Diäten abhandengekommen. Oder sie versteckten sich in der Speisekammer, zusammen mit meinem Selbstwertgefühl.

Tatsächlich war meine Nachricht im Spam gelandet. Fast hätte also ein überambitionierter Virenschutz über meine Zukunft entschieden. Doch meine Hartnäckigkeit sollte sich endlich einmal bezahlt machen. Bereits am nächsten Tag folgte ein Telefoninterview. Ich plapperte –

wie immer – frei von der Leber weg und hatte danach eigentlich ein ganz gutes Gefühl. Dieses wurde mir durch zahlreiche Folgetelefonate auch bestätigt. Dennoch schien es mir langsam fast leichter zu sein, Deutschlands nächstes Supertalent zu werden (»Stevani Fuhlrott kann zehn Cheeseburger auf einmal verdrücken!«) als Protagonistin einer Fernsehdokumentation bei einem öffentlich-rechtlichen Sender.

Endlich kam es zu meinem ersten Casting, bei dem mich ein »kleines« Kamerateam zu Hause besuchte, um mich erneut zu befragen. (Kurzer Hinweis an dieser Stelle: Lassen Sie niemals ein Kamerateam in Ihre Wohnung, wenn Ihnen diese lieb ist!)

Nach Abzug der Mannschaft verdrehte Jan nur die Augen, gab mir einen dicken Kuss und sagte: »Süße, mach dir nichts draus, falls es nicht klappt. Du weißt ja, ich liebe dich so, wie du bist!«

Das war zwar sehr süß von ihm, half mir aber leider gar nicht weiter. Denn ich liebte mich nicht so, wie ich war.

Es dauerte noch sechs weitere Monate, bis endlich feststand, dass ich dabei war. Ich hatte es geschafft! Hurra! Ich konnte mein Glück kaum fassen. Worum es eigentlich genau ging, wusste ich zwar immer noch nicht (die vom Fernsehen stellten immer sehr viele Fragen und gaben nur beschränkt Auskunft), aber ehrlich gesagt war mir das auch egal. Zum ersten Mal seit Langem hatte ich das Gefühl, dass mir da wirklich jemand helfen wollte und auch konnte. Vielleicht deshalb, weil ich diesmal nichts bezahlen musste?

Mein erster Drehtag war am 7. Dezember 2009. Ich war furchtbar aufgeregt, schon allein wegen der Reise nach München. Zugegeben, ich war noch nicht oft geflogen und noch nie innerhalb Deutschlands. Das schien mir irgendwie absurd. Jan brachte mich noch zum Flughafen (ja, Paderborn hat einen eigenen Flughafen!), aber den Rest musste ich allein schaffen.

Eine Sache war mir von Anfang an klar: Diesmal würde ich mich nicht drücken können. Es würde keinen Schlendrian, keine Disziplinlosigkeit geben, keine Ausreden wegen eines trinkenden Vaters oder einer toten Oma. Diesmal konnte ich keinen gemeinen Exfreund oder ungerechten Arbeitgeber für mein Versagen verantwortlich machen. Mein Leben, meine Arbeit und mein Mann waren wunderbar. Diesmal lag es allein an mir – mit dem Vorteil, dass ich nicht wirklich allein war.

Kaum in München gelandet, wurde ich vom Produktionsleiter abgeholt. Dann ging es direkt zum Klinikum rechts der Isar in die Ambulanz für Ernährungsmedizin und da sofort zur Sache. Zuerst lernte ich Prof. Dr. Volker Schusdziarra kennen, Internist und Gastroenterologe an der Technischen Universität München und Leiter der Ambulanz für Ernährungsmedizin. Seit vielen Jahren betreut er Übergewichtige bei der Ernährungsumstellung und gilt als Experte für Adipositas und deren Folgeerkrankungen. Dieser Mann sollte mich in den kommenden Monaten als Arzt (und Mensch) begleiten.

Der Professor war bereits bestens über mich informiert: »Hier haben wir die Stevani. Sie hat ein Übergewicht von rund dreißig Kilo. Sie hat eine Berg- und Talfahrt mit allen Diäten hinter sich. Dreißig Kilo runter, aber auch dreißig wieder rauf! Ich glaube, sie rennt hinter jeder Diät her, die der Boulevard so anpreist!«

Dann wurden mir gefühlte 16 Liter Blut abgenommen und mein Körper in eine Art Raumfahreranzug gesteckt, um mich einmal komplett durchzuchecken – auf Herz und Nieren, Fett und Speck. Man wollte ganz genau wissen, ob neben Adipositas, also Fettleibigkeit, noch andere gesundheitliche Probleme bei mir vorlagen. Ich fühlte mich wie eine Laborratte, die zum Mond geschickt werden sollte. Es war aufregend, aber auch ein bisschen beschämend, obwohl wirklich alle sehr lieb und respektvoll mit mir umgingen.

Aber, oh Wunder ungesunder Ernährung: Trotz meines lebenslangen Übergewichts (zu dem Zeitpunkt ganze dreißig Kilo) war ich kerngesund. Meine Schilddrüse, mein Blutzucker, alles war top. Sogar mein Grundumsatz lag mit einem Wert von 1.560 Kilokalorien nur knapp unter dem Durchschnittswert von 1.700 Kilokalorien. (Der Grundumsatz sind die Kalorien, die ein Körper im Ruhezustand verbraucht.)

Mein Body-Mass-Index (BMI) dagegen lag bei fast 37. Der BMI berechnet sich aus dem Gewicht, geteilt durch die Körpergröße zum Quadrat. Frauen gelten ab einem BMI von 30 oder einem Bauchumfang von 88 Zentimetern als gefährlich übergewichtig. Mein Bauchumfang lag damals bei ungefähr einem Meter. Und das ist kein Witz! Der Bauchumfang ist deshalb interessant, weil er ungefähr die Fettmenge im Bauchraum widerspiegelt. Fett im Bauchraum ist gefährlicher, als wenn das Fett nur auf den Hüften sitzt. Daher ist der Bauchumfang ein unabhängiger Risikofaktor.

Der Ernährungsprofessor war – abgesehen von meinem Übergewicht – mit meinen Werten sehr zufrieden. Und ich war ein bisschen stolz.

An diesem Tag in München lernte ich auch die anderen beiden Herren kennen, die sich meiner in den nächsten zwölf Monaten annehmen sollten. Da war zum einen der Sternekoch und Koch der deutschen Fußballnationalmannschaft, Holger Stromberg, der mir in der Praxis zeigen sollte, welche Lebensmittel gut für mich sind und wie ich sie zubereiten kann. Zum anderen traf ich den sexy Personal Trainer Marco Santoro, der die Herausforderung annahm, sich um meine Fitness zu kümmern. Was für ein todesmutiger Mann!

Das Komplettprogramm zu *Fett weg!* hörte sich für mich ziemlich einfach an. Ehrlich gesagt zu einfach, um funktionieren zu können. Das Team, also die Experten und das Filmteam, sollte mich ein Jahr lang begleiten und in regelmäßigen Abständen Aufnahmen mit mir machen. Bei der Ernährung würde man hier und da ein bisschen was umstellen und mir zeigen, welche Lebensmittel ich wie zubereiten sollte. Das Ganze würde mit einem individuell auf mich abgestimmten Bewegungs- und Sportprogramm kombiniert werden. Man müsse nicht hungern, sondern könne satt abnehmen, hieß es. Es würde nur ein bisschen länger dauern als bei einer Diät, da es sich eben nicht um eine Diät, sondern um eine Ernährungsumstellung handelte.

Und das war's? Das konnte nicht sein! Wozu hatte ich dann die letzten dreißig Jahre mit all den Diäten verschwendet? Ich gebe zu, ich war mehr als skeptisch. Vielleicht waren die auch nur quotengeil und freuten sich schon, die Dicke beim Scheitern zu filmen? Andererseits machten sie wirklich nicht diesen Eindruck. Und was hatte ich schon zu verlieren? Irgendwie hatte ich das Gefühl, diese Leute vom Fernsehen wussten schon, was sie taten. Ich meine, die waren schließlich vom Fernsehen! Mein Gefühl war positiv. Allerdings hatte es mich nicht zum ersten Mal getäuscht.

Auf dem Weg zurück nach Paderborn erkannte ich im Flugzeug den Ernst meiner Lage. Wer A sagt, muss auch B sagen. Und nicht B wie Burger, sondern B wie »bald schlank – wenn ich es nicht wieder versaue«. Fast wäre es mir lieber gewesen, doch wieder auf mich allein gestellt zu sein, ohne das Filmteam, die Kameras, das Publikum in spe. Irgendwann würde all das, was nun kommen würde, ausgestrahlt werden. Ich wusste, es würde im Fernsehen laufen. Ich würde öffentlich im Fernsehen abnehmen – oder auch nicht. So oder so: Alle würden es sehen, nicht nur Mutti. Sollte ich scheitern, würde ich das diesmal nicht mehr klammheimlich tun können, versteckt bei Stolz und Schamgefühl in der Speisekammer. Diesmal würde es Zeugen geben. Ich wusste, dass dies meine letzte Chance war. Und ich hoffte, dass ich es mit genau diesem Druck vielleicht tatsächlich schaffen konnte.

Mein wunderbarer Mann stand mit Blumen und Katze (ich liebe meine Katze) am Flughafen, um mich abzuholen. Als er mich fragte, worauf ich noch Lust hätte, schlug ich zu seiner großen Verblüffung nicht wie sonst »Zum Italiener« oder »Zum Asia-Imbiss« vor, sondern stattdessen einen Spaziergang mit dem Hund.

Ich erzählte ganz aufgeregt vom Energiedichteprinzip des strengen, aber lieben Professors. Dass es sich diesmal eben nicht um eine Diät handelte, sondern um eine Ernährungsumstellung, bei der ich satt wurde und mir sogar mal Ausrutscher leisten durfte, die ich mit weniger kalorischen Speisen wieder ausgleichen konnte. Dass es zwei weitere mutige Männer gab, von denen sich einer vorgenommen hatte, mir das Kochen näherzubringen, und der andere, mich in Bewegung zu kriegen.

Doch bevor ich Jan von der Ernährungsampel berichten konnte, schlug er vor, mit meinem Sportprogramm am besten noch in dieser Nacht zu beginnen. Und da sprach nun wirklich nichts dagegen.

In den nächsten Tagen und Wochen fing ich an, meine Ernährung zu durchleuchten und gemäß der Unterlagen und Informationen, die ich schon bekommen hatte, umzustellen. Dabei war es eine meiner Aufgaben, ein tägliches Ernährungsprotokoll zu führen, damit der Professor ganz genau sehen konnte, was ich so tagtäglich in mich hineinstopfte und was ich vielleicht besser nicht mehr zu mir nehmen sollte. In dem Protokoll hielt ich nicht nur fest, welche Lebensmittel und Getränke ich in welchen Mengen täglich zu mir nahm, sondern auch die Art der Zubereitung. Am Anfang nervte das zugegebenermaßen ziemlich. Ich hatte schon als Kind keine Hausaufgaben gemocht, leistete aber artig Folge.

Und das lohnte sich. Nach einer weiteren Analyse erklärte mir der Professor das Konzept noch einmal sehr ausführlich und anschaulich. Wichtig war zu verstehen, dass mich allein die Menge des Essens satt macht. Die Kalorien an sich sind völlig unerheblich. Stattdessen spielt die Energiedichte des Essens die entscheidende Rolle beim Abnehmen. Diese errechnet sich aus den Kilokalorien pro Gramm des Lebensmittels. Je höher die Energiedichte, desto mehr Kalorien werden bei gleicher Sättigung aufgenommen. Zu Deutsch: Statt an Schnitzel (hohe Energiedichte) kann ich mich auch an Obst und Gemüse (geringe Energiedichte) satt essen, wobei ich deutlich weniger Kalorien zu mir nehme. So weit nichts Neues.

Dennoch war das Energiedichteprinzip die Grundlage meiner Ernährungsumstellung. Und um die Energiedichte richtig einzuschätzen, musste ich nur die Kilokalorien pro Gramm der Lebensmittel berücksichtigen. Das heißt, die Menge, die ich bis dahin verzehrt hatte, konnte ich beibehalten. Ich musste also nicht hungern. Allerdings musste ich versuchen, vor allem solche Lebensmittel zu essen, die im niedrigeren energetischen Bereich lagen. Die aus dem höheren energetischen

Bereich mussten dagegen gemieden beziehungsweise durch Lebensmittel aus dem niedrigeren Bereich ersetzt werden.

Das Prinzip der »Tauschgeschäfte« bestand also ganz einfach darin, kalorienreiche gegen kalorienarme Lebensmittel tauschen: lieber kalorienärmeren Schinken oder kalten Braten statt Salami oder Leberkäse. Igitt! Das mochte ich alles nicht! Oder eben Weiß- gegen Schwarzbrot. Besser Schokopudding statt reine Schokolade.

Aha! Da kamen wir der Sache schon näher. Denn Schokolade war mir sehr wichtig. Zum Glück musste ich sie auch nicht ganz weglassen, aber mich eben mäßigen. Kleine Sünden wie ein Stückchen Schokolade waren also – sehr zu meiner Erleichterung – nicht komplett tabu. Strenge Verbote, wie es sie bei den meisten Diäten gibt, führen nämlich direkt in den Teufelskreis des Verlangens, so der Professor! Daher empfiehlt er eine »flexible Kontrolle«. Das heißt, wenn man mal zu viel genascht hat, sollte man an anderer Stelle wieder Kalorien einsparen oder eine Stunde lang stramm spazieren gehen. Hauptsache, am Ende des Tages oder der Woche stimmt die Energiebilanz. Und die kann dank des Ernährungsprotokolls genau bestimmt werden.

Der Professor betonte auch immer wieder, dass es mir weiterhin schmecken und ich auf das Gewohnte so wenig wie möglich verzichten sollte. Sein Motto lautete: »Satt essen und abnehmen!«

Langsam verstand ich das System. Am meisten Mut machte mir, dass ich nicht hungern musste, dass es keine absoluten Tabus gab und die Gefahr des Jo-Jo-Effekts, sollte ich abnehmen, relativ gering war. Dieser tritt nämlich nur dann ein, wenn dem Körper deutlich weniger Kalorien zugeführt werden als zuvor. In dieser Zeit schaltet der Stoffwechsel auf eine Art Sparprogramm um. Aber sobald die Zeit der schmalen Kost vorbei ist, ändert sich das wieder und die Fettdepots werden so schnell wie möglich aufgefüllt. Doch da ich die Menge meiner Nahrung nicht reduzieren musste, war ich eigentlich auf der sicheren Seite. Sollte ich allerdings in einem Fressanfall die Süßigkeitenregale im Supermarkt erneut plündern, konnte selbst der Professor nichts mehr unternehmen.

Nach all diesen Informationen war mir klar: Ich hatte eine reale Chance, es zu schaffen. Das Einzige, worauf ich strikt verzichten musste, das fügte der Professor noch an, war Fast Food. Na ja, irgendwo musste ja der Haken sein. Dennoch klang das in der Theorie alles relativ umsetzbar.

Damit es auch in der Praxis funktionierte, zeigte mir Holger Stromberg, wie ich den »Feind« erkennen konnte und es schaffte, zu den richtigen Lebensmitteln zu greifen. Wir zogen stundenlang gemeinsam durch den Supermarkt und teilten die Lebensmittel nach dem Ampelprinzip des Professors in drei Kategorien ein:

Grün sind die Lebensmittel mit einer Energiedichte von 150 Kilokalorien pro hundert Gramm oder weniger. An diesen Lebensmitteln durfte ich mich wirklich satt essen. Dazu gehören Frischobst, (Frucht-)Joghurt, Speisequark, Frischkäse (0,2 Prozent Fett), Hüttenkäse, Handkäse, Gemüse, Hülsenfrüchte, Salat, fettarme Wurstwaren (Lachsschinken, kalter Braten, geräucherter Schinken), mageres Fleisch (Filet, Herz, Leber, Niere, Putenschnitzel, Putenkeule), fettarmer Fisch (Seelachs, Barsch, Kabeljau, Zander, Scholle, Forelle, Rotbarsch, Sardine, Karpfen), Kartoffeln (das sind zwar Kohlenhydrate, aber sie haben nur 75 Kilokalorien pro hundert Gramm), Eier, polierter Reis, Vollkornnudeln, Pudding ohne Sahne, Milchreis, Fruchteis, Sorbet, Tee (würg), Kaffee, Malzkaffee, Cola/Limonade/Eistee light und natürlich Wasser.

Gelb sind die Lebensmittel mit einer Energiedichte zwischen 150 und 250 Kilokalorien pro hundert Gramm. Diese können auch zur Sättigung dienen, aber nur in kleinen Mengen. Beispiele hierfür sind Mehrkorn- und Vollkornbrötchen, Roggenmischbrot, Laugenbrezeln und -brötchen, Obstkuchen (aus Hefeteig), Mozzarella light, fettreduzierter (Schnitt-)Käse, Feta light, ausgewählte Wurst- und Schinkenwaren (Bierschinken, Bündnerfleisch, Jagdwurst), Rinderhackfleisch, Hähnchenkeule, Ente, etwas fettreicherer Fisch (Makrele, Lachs, Hering, Thunfisch, Fischstäbchen, Schlemmerfilets), Avocado, Pfannkuchen, Kaiserschmarren, Mousse, Sahnepudding und Eiskaffee.

Rot sind die Lebensmittel mit einer Energiedichte von über 250 Kilokalorien pro hundert Gramm. Sie sind fürs tägliche Sattessen nicht geeignet und sollten gemieden werden. Aber falls ich es doch mal nicht lassen konnte, musste ich so eine »rote Sünde« einfach nur wieder mit weniger kalorischen Lebensmitteln ausgleichen. Rot sind einfache Kohlenhydrate wie weiße Nudeln, weißer Reis oder weiße Brotsorten, Gebäck (auch Kekse und Weihnachtsgebäck, leider), Zucker und somit auch Süßwaren, Trockenobst, Sahne, Würste (Gelbwurst, Salami, Leberkäse, Mortadella, Teewurst, Weißwurst, Bockwurst, Bratwurst etc.), paniertes Fleisch, fettreicher Fisch (Lachs in Öl, Aal, panierter Fisch), Käse (Mozzarella, Mascarpone, Gorgonzola, Camembert, Parmesan), schwarze Oliven, Nüsse und Samen, salziger Knabberspaß, Limonade, Frucht- und Gemüsesaft (eigentlich alles außer Wasser, Tee, Kaffee, Cola / Fanta / Sprite Zero) und alkoholhaltige Getränke.

Anfangs dachte ich, das könnte nicht klappen. Und zwar schon allein deshalb, weil ich mir das alles gar nicht merken konnte und nicht die Zeit hatte, stundenlang die Kalorienangaben auf allen Lebensmitteln durchzulesen. Aber Holger Stromberg sollte recht behalten. Nach dem anfänglichen Einlesen griff ich schon bald automatisch zu den richtigen Lebensmitteln. Es war ja nicht so, dass ich gar nicht geahnt hatte, dass Fleischsalat mit Majo kein Schlankmacher war.

Trotzdem lernte ich wirklich viel Neues. Wenn ich unbedingt Nudeln oder Brot essen wollte, dann wenigstens Vollkorn. Ganz einfach, weil die Energie länger anhielt und ich somit länger satt blieb. Das Verhältnis von Brot zu Belag sollte eins zu zwei sein. Also durfte ich auf dreißig Gramm Brot sechzig Gramm Belag legen. Oder eben nach Augenmaß: doppelt so viel Belag, wie das Brot dick war. Und natürlich sollte ich es nicht mit Majo-Fleischsalat belegen, sondern mit Magerquark oder Frischkäse, Tomaten, Gurken, Salat, Kresse und bunten Gewürzen. Gerade Gewürze sind unheimlich wichtig, um eine Befriedigung des Essverlangens zu erreichen.

»Gewürze machen auch vom Kopf her satt«, sagte Holger Stromberg. Und Kräuter seien Aromen, die meinen Speiseplan aufregend erscheinen lassen. Aufregend ist immer gut. Am besten sei es, alle Geschmacksrichtungen in einer Speise zu vereinen: süß, sauer, bitter, scharf. Denn umso vielfältiger Speisen gewürzt seien, umso eher werde meinem Gehirn Sättigung vermittelt. (Davon hatte ich bis zu diesem Zeitpunkt keine Ahnung gehabt.) Beim Würzen solle man besser alles selbst zubereiten oder Röstaromen benutzen, anstatt zu vorgefertigten, kalorienreichen Soßen oder fetter Marinade zu greifen.

Ich durfte auch weiterhin Dosenfisch essen (den liebe ich), aber eben nicht den in Öl, sondern den Fisch im eigenen Saft. Außerdem lernte ich Lebensmittel kennen, die ich vorher im Leben nicht angerührt hätte. Zum einen, weil es mich geekelt hatte, zum anderen, weil ich keinen Schimmer gehabt hatte, wie ich sie hätte zubereiten sollen. Und ich muss zugeben: Zunge ist wirklich lecker und sehr mager. Jakobsmuscheln schmecken unglaublich gut, sind aber auch schweineteuer. Kaiserschoten passen eigentlich zu allem und schmecken verdammt lecker. (Und sie sind so schön grün!)

Holger Stromberg hatte es tatsächlich geschafft. Ich begann endlich wieder zu kochen und nach über zehn Jahren auch wieder Fleisch zu essen. Das passierte fast von selbst. Ich hatte auf einmal eine unbändige Lust auf Fleisch und einiges an Nachholbedarf. Putengeschnetzeltes pikant wurde zu meinem absoluten Lieblingsgericht – allerdings nicht ohne Folgen. Noch heute träume ich immer mal wieder von mutierten Zombiputen, die sich in meinem Garten materialisieren, mich überfallen und bei lebendigem Leib auffressen. Vermutlich kommt das von meinem schlechten Gewissen wegen der Massen an Geflügel, die ich in den letzten Jahren verschlungen habe. Aber es war und ist so lecker. Auch toll ist Rindergehacktes (gelbes Lebensmittel). Das ist leckeres, günstiges und eiweißreiches Fleisch.

Für meine Praktikantin war mein Ernährungsumstellungs-Zirkus etwas befremdlich. Daher gingen wir in den Mittagspausen von nun an öfter getrennte Wege. Das heißt, sie ging gar nicht mehr, sondern schickte meistens ihren Freund los, um ihr weiterhin Essen von McDonald's zu besorgen. Übrigens: McFish, Big Mac, Whopper und Hamburger sind alle im gelben Bereich. Trotzdem nahm ich meistens mit Salat, Obst oder einem feinen Mikrowellenessen vorlieb. Da gibt es mehr Schmackhaftes und Kalorienarmes, als ich für möglich gehalten hätte, zum Beispiel Spaghetti bolognese mit 89 Kilokalorien pro hundert Gramm. Energiereduzierte Tiefkühlpizza, Wildlachspfanne, Schlemmerfilets oder Sushi liegen ebenfalls im gelben Bereich. Manchmal ging ich auch nach Hause und bereitete mir ein leckeres Forellenfilet zu. Da war zwar auch Fett drin, aber eben gesundes Fett.

Ich lernte, Abstand zu Light-, »Weniger Fett«- oder »Ohne Zucker«-Produkten zu halten. Lightprodukte sind an sich gut, müssen aber überprüft werden. Denn der Begriff »light« ist nicht wirklich geschützt. So kann ein sogenannter »Light-Käse« durchaus auch zu den roten Lebensmitteln gehören. Es erwies sich als besser, immer die Nährwerttabellen zu checken, anstatt Modeprodukten hinterherzulaufen. Die vielLeicht-Produkte von Edeka kann ich aber wirklich empfehlen.

Ebenso hatte ich keine Ahnung, dass das, was bei den Inhaltsstoffen an erster Stelle steht, auch am meisten vorkommt. Instant-Cappuccino besteht also fast nur aus Zucker. Das ist ein absolutes No-Go. Überhaupt sind Getränke die heimlichen Dickmacher. Bier, Limonade, Wein und Säfte sind fast alle im roten Bereich, Milch übrigens auch. (Verwendet man Milch dagegen als Bestandteil von Müsli, gilt sie als grünes Lebensmittel, da sie in diesem Fall zur Sättigung beiträgt.) Aus diesem Grund fing ich auch an, neben Wasser zur Abwechslung mal Tee zu trinken (natürlich ohne Zucker), den ich eigentlich aus tiefstem Herzen verabscheute – aber was tut man nicht alles ... Das Argument des Sternekochs hatte mich schließlich überzeugt. Auf meine Frage »Tee? Das ist doch nur dreckiges Wasser. Warum sollte ich das trinken?« antwortete er: »Aber, Stevani, der ist doch so schön bunt!« Wo er recht hatte, hatte er recht.

Auch wenn Knabberspaß (Salzstangen, Chips, Erdnussflips, Kräcker) und Fast Food (Cheeseburger, Pommes frites, Lachsbrötchen und Donuts) strengstens verboten waren, fiel es mir schwer, ganz die Finger davon zu lassen. So klaute ich meinem Mann manchmal ein paar Pommes oder Chips und setzte mich damit vor den Computer. Er klopfte mir dann aber gleich liebevoll auf die Finger und zitierte in strengem Ton den Professor: »Wenn der Mikrochip und der Kartoffelchip zusammenkommen, dann geht das Gewicht nach oben!« Und schon war mein Appetit auf ungesundes Fett wieder gestillt.

Trotz meiner neu entdeckten Leidenschaft für das Kochen und ausschweifender Spaziergänge durch die Supermarktregale gab es nach wie vor Tage, an denen die Nahrungsaufnahme einfach schnell gehen musste. Da wurde dann schon mal zwischen Redaktionsmeeting und Druckschluss ein eher gelber bis roter Snack vernascht. Aber man kann halt nicht raus aus seiner Haut.

Oder wie der Professor sagen würde: »Bei der Ernährungsveränderung müssen Lebensumstände und Probleme berücksichtigt werden. Man kann nicht so tun, als ob die Menschen in einem Glaskasten sitzen würden und sich um nichts anderes mehr kümmern müssten als um ihre Ernährung.«

Dennoch war ich weitestgehend konsequent. Vor Beginn der Dreharbeiten hatte ich circa zwei- bis dreitausend Kilokalorien täglich zu mir genommen, hauptsächlich durch Fast Food. Am Morgen hatte es zwei Brötchen mit Butter und Konfitüre plus einen fetten Milchkaffee gegeben, am Mittag dann einen Cheeseburger, kleine Pommes mit zweimal Majo und ein McFlurry-Eis. Am Abend hatte ich oft noch Nudeln mit Carbonara- oder ähnlich reichhaltigen Soßen gekocht. Dazu hatte ich Orangensaft oder Wein getrunken, im Winter auch gern jeden Tag Glühwein. Und zum Nachtisch hatte es warmen Schokopudding gegeben, natürlich mit Sahne.

An so einem Tag hatte ich zum Frühstück schon 750 Kilokalorien zu mir genommen, mittags dann 1.500 und abends noch mal locker tausend.

Das war eindeutig zu viel gewesen. Noch dazu hatte ich ohne Ende Essen in mich hineingestopft, das ich eigentlich gar nicht mag – vor allem, wenn es irgendwo ein Buffet gegeben hatte. Dann hatte ich mir die Schnittchen und Kuchen reingeschaufelt, einfach nur, weil das Zeug nun mal da gewesen war. Es hatte mich angesehen und gerufen: »Friss mich!« Gelegenheit macht eben auch fett.

Im Zuge der Ernährungsumstellung durchleuchtete ich zuerst, worauf ich am ehesten verzichten konnte. Zum Beispiel auf den Orangensaft am Abend. Das war totaler Quatsch. Ich bekomme sogar Sodbrennen von Orangensaft. Noch dazu hatte ich immer gedacht, Orangensaft sei gesund und völlig kalorienarm. Von wegen! Zweihundert Milliliter Orangensaft haben schon hundert Kilokalorien. Das ist ein Duplo oder ein Schokopudding oder zwei Milchkaffee. Klingt mir nach einem vernünftigen Tauschgeschäft.

Ebenso tauschte ich die Butter morgens gegen fettreduzierten Brotaufstrich, Magerquark oder fettarmen Frischkäse aus. Das schmeckt viel besser unter der Marmelade (Zentis Diät-Konfitüre). Und genau diese kleinen Dinge, an denen man drehen kann, ohne dass man gleich die Welt verändern muss, kann man auch jahrelang durchhalten – eben weil man auf nichts wirklich verzichten muss. Statt der beiden Weißmehlbrötchen verdrückte ich zwei Körnerbrötchen. Wenn ich tagsüber zwischendurch Hunger bekam, gab es einen Apfel statt einer Apfeltasche.

Beim Thema Frühstück gehen die Meinungen der Abnehmexperten auseinander. Manche sagen, am besten solle man ganz auf das Frühstück verzichten. Andere raten dringend davon ab. Im Fachmagazin *Nutrition Journal* wurden die neuesten Forschungsergebnisse von Professor Schusdziarra und seiner Kollegen dazu veröffentlicht. In ihrer Studie aßen die Probanden ab dem Mittag immer etwa gleich viel, unabhängig davon, ob sie gefrühstückt hatten. Hatte jemand also beim Frühstück vierhundert Kalorien zu sich genommen, hatte er an diesem Tag genau diese vierhundert Kalorien mehr aufgenommen, als wenn er nicht gefrühstückt hätte.

»Übergewichtige sollten überlegen, die Kalorienmenge beim Frühstück zu reduzieren – das ist eine einfache Möglichkeit, die tägliche Energieaufnahme zu senken«, empfehlen die Wissenschaftler daher.

Zu diesem Thema befragt, meinte der Professor, frühstücken sei gut, wenn ich normalerweise auch frühstückte. Wenn man dagegen ein Morgenmuffel ist und nur 'ne Kippe und 'nen Kaffee braucht oder erst mittags frühstückt, dann sollte man sich auch nicht dazu zwingen. Denn das würde garantiert zu einer zusätzlichen Mahlzeit führen. Ich liebe Frühstücken und behielt es daher auch bei.

Auf Alkohol verzichtete ich dagegen fast die ganze Zeit über. Ich erfuhr vom Professor, dass 42 Prozent der Übergewichtigen in Deutschland Frauen sind und demzufolge Männer die restlichen 58 Prozent ausmachen. (Übrigens gilt in Deutschland jeder fünfte Erwachsene als stark übergewichtig.) Die »Führungsposition« der Männer erklärt sich der Professor hauptsächlich durch die flüssigen Kalorien. Alkohol ist nämlich nicht nur hochkalorisch, sondern stoppt auch die Fettverbrennung. Außerdem macht er mich nicht lustig, sondern mir Kopfschmerzen. Das war's mir einfach nicht wert. Und lustig war ich auch so.

Ich fand schnell Gefallen an meiner neuen Ernährung und zog sie konsequent durch. Es war erstaunlich, aber das Konzept funktionierte. Langsam, aber beständig nahm ich ab, im Durchschnitt zwei Kilo im Monat. Im ersten Monat nahm ich sogar fünf Kilo ab, was vermutlich auch mit der ganzen Aufregung zu tun hatte. Dann passierte lange Zeit erst einmal gar nichts mehr.

Aber davon durfte man sich nicht demotivieren lassen. Der Professor nennt diese Phasen »Marker«. In dieser Zeit gewöhnt sich der Körper das neue Gewicht und speichert es ab. Wenn die Kalorienzufuhr dann mal wieder nach oben (oder nach unten) geht, bleibt der Körper an diesem Marker stehen und das Gewicht stagniert. Das kann mitunter frustrierend sein, aber Geduld gehört zur Ernährungsumstellung eben mit dazu. An sich sind diese Stillstände jedoch eine sehr positive Sache und bedeuten, dass man wieder eine kleine Etappe geschafft hat.

Doch das Durchhalten wurde belohnt, denn die Kilos purzelten weiter und weiter. Einer meiner größten Antriebe war neben der ganzen TV- und Öffentlichkeitsgeschichte, dass ich meinem wunderbaren Mann gefallen wollte. Als wir geheiratet hatten, hatte ich immerhin ganze zwanzig Kilo weniger gewogen. Und auch wenn er immer wieder betonte, dass er mich so liebte, wie ich war, konnte ich das nicht so recht glauben. Von nun an wollte ich mich nicht nur gesund ernähren, sondern auch endlich wieder fit werden und mich bewegen können.

Dabei half mir Marco Santoro, der Personal Trainer, der eigentlich die Reichen und Schönen fit hält. In meinem Fall musste er da ein wenig umdenken.

»Die Stevani will ganz oder gar nicht. Dann machen wir eben ganz!«, entschied er.

Zu unserer ersten Trainingseinheit brachte er mich mit verbundenen Augen in eine Halle. Als mir die Augenbinde abgenommen wurde, sah ich eine sehr hohe Wand mit vielen bunten »Smarties«.

»Ach, du Scheiße!«, war das Erste, was mir dazu einfiel.

Da stand ich mit meinen 94 Kilo neben diesem durchtrainierten, schönen Mann, der meinte, ich solle da mal nach ganz oben klettern. Ich war zwar froh, dass er mich nicht zu Yoga oder Pilates zwang, was ich als zu uneffektiv und langweilig empfunden hätte. Aber ich sollte da hoch? Wale gehörten doch ins Wasser, nicht an die Wand!

Marco sah das anders. Er meinte, Klettern sei die effektivste Sportart, da alle meine Muskeln beansprucht würden. Und je mehr Muskeln ich hätte, desto mehr Kalorien könnten verbraucht werden.

»Welche Muskeln?«, fragte ich.

»Eben«, antwortete er. Seiner Ansicht nach sollte ich »wieder Spaß an der Bewegung finden. Denn Sport baut Muskeln auf und mehr Bewegung verbrennt einfach mehr Kalorien.«

Mit anderen Worten: Neben der Ernährungsumstellung ist Sport extrem wichtig, denn er verhindert Muskelabbau und setzt Energie dort frei, wo es erwünscht ist – in den Fettreserven. Optimal ist eine

Kombination von Ausdauersport (für die Kondition und ein gestärktes Herz-Kreislauf-System) und Kraftsport (zur Bildung von Muskeln und für eine effektivere Fettverbrennung). Wer sich mehr bewegt, erhöht auf Dauer den Energieumsatz des Körpers.

Während Marco mir das alles erklärte, machte er kurzen Prozess, packte mich in den Klettergurt und verdammt enge Schuhe. Ich fühlte mich wie eine der bösen Schwestern von Aschenputtel, war aber nicht bereit, mir den großen Zeh abzuschneiden. Also kniff ich mein Popöchen zusammen, ignorierte die Schmerzen im Fuß und zog mich an der bunten Wand nach oben – gesichert vom Adonis.

Während ich Blut und Wasser schwitze, versuchte Marco, mich von unten zu motivieren: »Das ist wie Schach spielen. Ein Schritt nach dem anderen!«

Ich spielte kein Schach und fand, das war mehr wie *Mensch ärgere dich nicht!*. Vor allem, als er mir in den Ruhepausen, in denen ich nach Atem ringend in den Seilen hing, Sprüche zurief wie: »Du musst nach ganz oben, Stevani. Oder willst du den ganzen Tag da oben rumhängen?«

Warte nur, bis ich wieder runterkomme, dann kannst du was erleben, dachte ich und zog mich tatsächlich bis ganz nach oben. Am schönsten war das Abseilen, fast wie Fliegen. Dieses Gefühl war mir bis dahin recht fremd gewesen.

Nach den ersten vier Monaten hatte ich dank der Ernährungsumstellung und gezielter Bewegung ganze zehn Kilo abgenommen. Das war ein Grund zu feiern, fand nicht nur ich. Holger Stromberg bot an, zur Feier der zehn Kilo ein Fünf-Gänge-Menü für Jan und mich zu zaubern. Und noch am selben Abend stand der Spitzenkoch in unserer bescheidenen Küche, schwenkte die Pfanne und sagte: »So kocht man sich schlank!«

Beim anschließenden Candle-Light-Dinner gab es die abgefahrensten Sachen, die ich je gegessen habe. Da Jan Vegetarier ist, allerdings Fisch isst, gab es Kabeljaufilet, Sashimi – also Sushi ohne Reis – aus Lachs, Jakobsmuscheln und Pilze als eiweißreichen Fleischersatz.

Es war ein wahres Festmenü mit wenig Kalorien und hohem Unterhaltungswert. Noch dazu spülte Holger Stromberg anschließend ab und räumte die komplette Küche auf. Am liebsten hätte ich ihn gleich dabehalten. Ein echter Gentleman weiß allerdings, wann er zu gehen hat. Und das tat er genau dann, als Jan und ich den Champagner entdeckten, den wir zur Feier des Tages köpften.

Inzwischen hatte ich das Programm nicht nur verstanden, sondern auch verinnerlicht. Dabei war die richtige Ernährung das Wichtigste, der Sport das Zusätzliche. Durch Sport allein kann man nicht wirklich viel abnehmen, denn die Kalorienmenge, die man verbraucht, ist nicht groß genug (außer man ist Leistungssportler). Man muss also in jedem Fall seine Essgewohnheiten ändern. Aber Sport unterstützt das Ganze. Am besten ist Ausdauersport wie Radfahren, Schwimmen, Laufen und Nordic Walking. Sport hilft außerdem dabei, Folgeschäden des Abnehmens wie schlaffe Haut und schmerzende Gelenke wieder in den Griff zu bekommen.

Sport und Bewegung sollten also auf keinen Fall vernachlässigt werden. Leider lief ich bereits Gefahr, das zu vergessen, als ich des Öfteren wieder das Auto statt des Fahrrads nahm, um die paar hundert Meter zur Arbeit zu fahren. Also traf ich mich erneut mit Marco Santoro in Paderborn. Er war nicht wirklich begeistert darüber, dass ich die wenigen Schritte von mir zu Hause bis zur Tanzschule ebenfalls mit dem Auto zurücklegte. Ich war dafür umso begeisterter, als er mir wunderschöne weiße Tanzschuhe überreichte.

Marco legte Salsa-Musik auf, zeigte mir den Grundschritt und zählte laut im Takt mit (lustigerweise immer auf Englisch). Das lief eigentlich noch ganz gut. Als er mich dann aber aufforderte, mit den Hüften zu wackeln, wollte ich das beim besten Willen nicht tun. Es war schon komisch genug, mir im Spiegel dabei zuzusehen, wie ich versuchte, mich im Takt der Musik zu bewegen. Aber ein mit den Hüften wackelnder Wal auf weißen Pumps?!

Marco war unerbittlich. Wenn ich nicht sofort mit den Hüften wackeln würde, ginge es wieder zurück an die Kletterwand. Das saß. Ich zeigte vollen Hüfteinsatz und war erstaunt darüber, dass ich in den Jahren zuvor völlig vergessen hatte, meine Hüften von selbst zu bewegen. Zum ersten Mal seit langer Zeit fühlte ich mich endlich mal wieder sexy. Und auch wenn ich mit Salsa mangels eines tanzwilligen Partners danach nicht weitermachte, war mein sportlicher Ehrgeiz geweckt.

Dreieinhalb Monate nach Beginn der Dreharbeiten, um genau zu sein am 3. April 2010, meldete ich mich in einem Anfall von vorübergehender Geistesgestörtheit zum zehn Kilometer langen Osterlauf in Paderborn an. Obwohl man mich in der *Fett weg!*-Doku immer als die »selbstbewusste Powerfrau Stevani« anmoderierte, kam ich bei diesem Lauf wirklich an meine Grenzen.

Schon als ich am Start antrat, sahen mich die Leute an, als hätte ich mich verlaufen – als wäre ich ein Elefant im Porzellanladen, ein zappelnder Fisch an Land, ein Goldfisch im Haifischbecken. Was mir die Blicke sagen wollten, war: Deine Niederlage ist sicher, dein Untergang besiegelt. Kehr um, solange du noch kannst!

Ich ließ mich davon nicht irritieren, strahlte mit meiner Startnummer auf der Brust stolz in die Menge, winkte auch Leuten zu, die ich nicht kannte, und gesellte mich auf das Startfeld zu den anderen Läufern. Der Startschuss fiel und schon nach wenigen Metern hatte ich keine Mitläufer mehr, da ich immer weiter und weiter zurückfiel. Nach zwei Kilometern war ich nicht nur das Schlusslicht, sondern konnte auch keinen der anderen Läufer mehr vor mir sehen. Aber ich lief und lief – wenn auch langsam. Schließlich hatte ich von Marco gelernt, dass langsames Joggen viel mehr Kalorien verbraucht. Das wussten die anderen bestimmt nur nicht. Und der Weg ist das Ziel, oder?

Den anfänglich irritierten Blicken folgten schon bald lautes Lachen und gemeine Zurufe aus den Zuschauerreihen am Rand: »Soll ich dir 'ne Bank holen?« Oder: »Willst du noch ein Stück Kuchen dazu?«

Die standen da am Rand, grillten Würstchen und lachten mich aus. Das war krass und tat zugegebenermaßen ziemlich weh. Es war doch schon einige Jahre her gewesen, dass ich wegen meines Übergewichts gemobbt worden war. Plötzlich fühlte ich mich in meine schlimmsten Kindertage zurückversetzt.

Das Gute daran war: Die Wut trieb mich an. Nun wollte ich es denen erst recht zeigen. Außerdem begleitete mich mein treues Kamerateam und ich wusste, das Ziel würde erst um sechs Uhr abgebaut werden. Kilometer für Kilometer dachte ich nur noch: Lauf, Stevani, lauf! Hauptsache ankommen – vor sechs Uhr.

Tatsächlich schaffte ich es nach 92 Minuten ins Ziel, wo mich mein Mann schon stolz erwartete. Er gab ehrlich zu, dass er nicht gedacht hatte, dass ich durchhalten würde. Immerhin gelang es mir an diesem Tag, meinen Ehemann zu überraschen.

Zehn Monate nach Beginn der Dreharbeiten ging es zu einem erneuten *Fett weg!*-Treffen und Dreh im Salzburger Land. Im wunderschönen und idyllischen Örtchen Zell am See traf ich zum ersten Mal auf die anderen Kandidatinnen und Kandidaten. Uns schwante, dass es nicht nur darum ging, in dem hübschen Wellnesshotel, in dem wir untergebracht waren, Erfahrungen auszutauschen und uns über rote, gelbe und grüne Lebensmittel zu unterhalten.

Und tatsächlich: Wir wurden geladen zum *Fett weg!*-Triathlon – wandern, schwimmen, Fahrrad fahren. Na, das konnte ja heiter werden. Zuerst ging es per Seilbahn auf die 1.540 Meter hoch gelegene Sonnenalm. Dort angekommen, hatten wir bei klarem Himmel und Sonnenschein unser Ziel auf zweitausend Metern Höhe schon vor Augen. Das wäre eigentlich auch kein Problem gewesen, hätte es nicht den kleinen Zusatz gegeben, dass jeder das Gewicht, das er bis dahin abgenommen hatte, zusätzlich nach oben schleppen musste. Und ich hatte in den letzten zehn Monaten ganze zwanzig Kilo abgenommen.

Als mir Marco die bleierne, zwanzig Kilo schwere Weste umlegte, ging ich ordentlich in die Knie. Ich konnte mir beim besten Willen nicht vorstellen, dass ich dieses Gewicht bis vor Kurzem noch tagtäglich mit mir rumgeschleppt hatte.

»Jetzt bloß nicht nach hinten lehnen!«, sagte Marco und lachte. »Sonst landest du gleich wieder im Tal.«

Mir war das Lachen allerdings vergangen. Ich stieg den Berg hoch und mir traten die Tränen in die Augen. Während die Pulsuhr meine Herzfrequenz und meinen Kalorienverbrauch checkte, war ich mir sicher, gleich tot umzufallen. Ich bekam kaum noch Luft, fiel immer weiter zurück und das Ziel schien mir immer weiter weg anstatt näher zu rücken.

Der liebe Professor stieg seelenruhig neben mir her und reichte mir ab und an Wasser. Dieser Mann weiß, wann man zu schweigen hat, so viel steht fest.

Während er schwieg und ich hechelte, schimpfte ich wie ein Rohrspatz vor mich hin, dass ich niemals freiwillig Wanderungen im Hochgebirge machen würde. Wozu auch! Aussicht hin oder her – das konnte doch niemandem wirklich Spaß machen. Ich würde hier nicht abnehmen, sondern sterben.

Der Professor checkte ab und an meinen Puls, der angeblich noch im grünen Bereich, wenn auch erhöht war. Ich fand, man könne sich auch an einen Puls von 180 gewöhnen.

Als ich endlich am Etappenziel auf 1.880 Metern Höhe angekommen war, durfte ich mein Übergewicht ablegen. In diesem Moment schwor ich mir, nie wieder so ein Gewicht dauerhaft mit mir rumzuschleppen. Nie wieder!

Die letzten 120 Meter flitzte ich quietschlebendig den Berg nach oben wie eine junge Gams. Oben angekommen, erwartete uns ein reichhaltiges Buffet mit Blick über das Salzburger Land. Natürlich waren kleine Fallen zwischen den Wurst- und Käseplatten eingebaut und der Professor notierte heimlich, wer was und wie viel davon aß.

Nach dieser Stärkung ging es mit der Seilbahn wieder nach unten und direkt an den See. Da die Wassertemperatur bei gemütlichen 14 Grad lag, wurden wir in Neoprenanzüge gezwängt. Allein bei dem Versuch, mich in diesen Gummiganzkörperanzug zu quetschen, verbrauchte ich einige Hundert Kilokalorien und war auf die Hilfe der Set-Runnerin angewiesen. Beim anschließenden Schwimmen steuerte ich zunächst rückwärts in die komplett falsche Richtung, was mir eine extra Runde von mindestens zweihundert Metern bescherte. Der Professor notierte wieder Puls und Kalorienverbrauch.

Zu guter Letzt ging es auf die Räder. Fahrradfahren ist eben besonders gut für Übergewichtige, da es auch die Gelenke schont. Nach sechs Runden war es geschafft und ich – so wie alle anderen – am Ende meiner Kräfte.

Zurück im Hotel ging es für alle noch mal auf die Waage. Danach hatten wir uns wirklich unser Abendessen verdient. Der Professor stand neben uns am Buffet und notierte wieder emsig. In diesem Moment schlugen nur die ganz Mutigen über die Stränge. Ja, ein Buffet ist immer gemein.

Anschließend wurde unsere Energiebilanz gezogen, die bei allen negativ ausfiel. Wir zogen enttäuschte Gesichter, bis uns erklärt wurde, dass sie negativ war, weil wir mehr Kalorien verbraucht als aufgenommen hatten. Das war natürlich durchaus positiv im Sinne unseres Ziels. Wenn das mal kein Grund zum Feiern war! Allerdings sollte auch beim Gedanken an die Belohnung diese nach oben begrenzt sein. Ist schon klar, Professor!

Ich gebe zu, ich war ziemlich stolz. Mit meinen zwanzig Kilo Gewichtsverlust lag ich in der Truppe weit vorn. Allerdings war mein Ziel noch nicht erreicht. Ich wollte mindestens zehn weitere Kilo schaffen. Schließlich war ich mit einem Übergewicht von dreißig Kilo angetreten, und die sollten auch runter.

Allerdings war mir eines von Anfang an klar gewesen: Der schwierigste Teil würde noch kommen – das Gewicht zu halten. Ich hatte schon zu viel Erfahrung mit Jo-Jo, diesem Arsch, gemacht. Und den wollte ich ganz sicher nie wiedersehen. Diesmal sollte nicht alles umsonst gewesen sein. Diesmal nicht!

Zwei Monate später kamen wir ein letztes Mal alle zusammen. Also »wir Dicken«, der Professor und Holger Stromberg. Marco war nicht dabei, was natürlich schade war, aber zumindest auch keinen weiteren Marathon bedeutete. Außerdem stand er mir auch außerhalb der Drehzeiten bei Trainingsfragen zur Verfügung.

Diesmal trafen wir uns in München auf dem Viktualienmarkt. Wir sollten gemeinsam für den Abend und zum Abschluss der Dreharbeiten ein Festtagsmenü zubereiten. Meine Kochpartnerin und ich bereiteten geeiste Gurkensuppe und Seezunge in Currybutter auf Spinat zu. Wenn das Fernsehen schon mal zahlte ... Es war verdammt lecker. Und sogar der Professor legte an diesem Abend mal seinen Kalorienzählstift zur Seite.

Dafür, dass wir an einer Abnehmdoku teilgenommen hatten, hatten wir ganz schön viel gefuttert – und dennoch abgenommen. Zwölf Monate nach Beginn war es nicht mehr zu leugnen: Das Konzept »Satt abnehmen« hatte funktioniert.

Durch eine einfache Ernährungsumstellung und das richtige Maß an Bewegung hatte ich den Weg in ein Leben ohne Fast Food und Crash-Diäten geschafft. Nach einem Jahr TV-Begleitung, circa sechzehntausend Möhren, fünfunddreißigtausend Äpfeln und 180 Geflügeltieren war das Ziel, das zugleich Titel der Sendung war, erreicht: Fett weg!

Auch nach Abschluss der Dreharbeiten nahm ich weiter ab. In 16 Monaten verlor ich insgesamt dreißig Kilo, um die es mir alles andere als leid tat. Ich kam von Kleidergröße 50/52 auf 38/40. Größe 38 hatte ich zum letzten Mal im Alter von 18 Jahren gehabt.

Mein Körper hatte zum ersten Mal genug Zeit, meinem Wunsch, normalgewichtig zu sein, nachzukommen. Er bekam die Energie, die er brauchte, nicht mehr und nicht weniger. Heißhunger und Fressattacken hatten keine Chance mehr. Meinen zweiten Vornamen Jo-Jo hatte ich endgültig abgelegt.

DAMALS UND HEUTE – TIPPS UND TRICKS

Gewicht: 65 (+/- 3) Kilo

Gefühlslage: Engelchen, Teufelchen, Engelchen, Teufelchen ...
Hallo?
Kann ich auch mal was sagen?

Ich verbrachte mein halbes Leben damit, Diättipps nachzujagen – und nicht einzuhalten. Auch wenn ich durch die Ernährungsumstellung sehr viel gelernt habe, war mir natürlich nicht alles neu. Manchmal geht es aber nicht darum, neue Ernährungsgeheimnisse zu lüften, sondern vielmehr darum, sich an die Grundregeln zu erinnern. Dennoch gab es so einige persönliche Highlights bei den Ernährungstipps, die mir extrem halfen, durchzuhalten – unabhängig davon, ob sie mir schon bekannt waren oder nicht. Oft reichte es aus, mir diese Tipps einfach wieder ins Bewusstsein zu rufen.

Ein Beispiel aus meinem Alltag: Wenn ich morgens, wohlgemerkt *nach* dem Frühstück, auf dem Weg zur Arbeit an meiner Lieblingsbäckerei vorbeikam und mit dem Gedanken spielte, ein klitzekleines zweites Frühstück einzunehmen, rief ich mir die Worte des Professors ins Gedächtnis. Dabei erschien der feine Herr in Form eines Engelchens auf meiner Schulter und flüsterte: »Stevani, du weißt doch: Bäckereien sind die größten Fast-Food-Ketten!«

Kaum hatte er das ausgesprochen, quatschte ihm das Teufelchen dazwischen: »Aber, Stevani, der Professor sagte doch, du sollst nichts weglassen, was du total gern isst. Und du liebst Schokocroissants! Denk doch nur an das wunderbare Geräusch, wenn du den ersten Bissen nimmst: ein Knistern wie Holz im Kamin. Und dann, mmmh, wie das noch warme Gebäckstück auf deiner Zunge zart schmelzend zergeht und die Süße der Schokolade deine Zungenspitze umhüllt. Und, Stevani, das ist die einzige Bäckerei, die Croissants mit Kinderriegeln füllt!

Darauf willst du jetzt verzichten? Wirklich? Macht dich das glücklich?«

Mir lief das Wasser im Mund zusammen.

»Kein Problem, Stevani. Du liebst Schokolade. Ich weiß das. Du weißt das. Das Teufelchen weiß das«, mischte sich die Stimme des Professors ein. »Wieso machst du dir heute nicht zur ersten Pause einen heißen Kakao? Das ist doch bei diesem Schmuddelwetter genau das Richtige. Und den kannst du dann im Warmen genießen und musst nicht hier im Gehen Kalorien verdrücken, die dir später wieder leidtun.«

Richtig! Der Professor hatte mal wieder recht. Ich könnte das Croissant in dem Moment nicht wirklich genießen. Außerdem war ich wirklich satt. Nichts als die Gewohnheit hatte mich innehalten lassen. Und natürlich das Teufelchen, das ich endlich von meiner Schulter schnippte, bevor ich flotten Schrittes ins Büro ging.

Ja, ich ging zu Fuß ins Büro, bei Wind und Wetter. Das war mein Morgensport. Bewegung in den Alltag integrieren wirkt Wunder. Lieber regelmäßig bewegen, dafür nicht so lange. Denn beim Abnehmen reduziert der Körper Wasser, Fett und Muskelmasse – in dieser Reihenfolge. Sport wirkt dem Abbau der Muskelmasse entgegen. Ich versuche bis heute, alle Treppen, die mir jeden Tag begegnen, zu gehen. Kein Aufzug, keine Rolltreppen! Falls Feuer ausbricht, stecke ich dann auch nicht im Fahrstuhl fest. Und bei diesen morgendlichen Spaziergängen kann ich außerdem wunderbar meinen Gedanken nachhängen.

An jenem Morgen machte ich mir wieder bewusst, dass ich nichts weglassen muss, was ich liebe – nur eben ein wenig variieren: statt Schokocroissants Kakao, statt Schokolade pur Schokopudding, statt einer Tafel pro Woche ein kleines Stückchen jeden Tag. Ich soll und will jeden Tag bewusst essen und nicht irgendetwas verschlingen, während ich am Rechner sitze oder telefoniere. Auf keinen Fall soll ich im Stehen essen oder mal schnell im Auto, während ich auch noch am Steuer sitze.

Ich erinnerte mich an frühere Zeiten, in denen ich mir morgens vor der Arbeit bei besagtem Bäcker mindestens zwei Schokocroissants, einen Milchkaffee (natürlich mit Süßstoff – wo kämen wir sonst hin?)

und einen halben Liter Orangensaft gekauft hatte. Dieses Superfrühstück hatte ich dann auf der Fahrt zur Arbeit alles andere als genüsslich – fast schon unbewusst (»Hab ich heute Morgen überhaupt etwas gefrühstückt?«) und hupend hinter dem Steuer – verschlungen.

Heute gehe ich die paar Meter zur Arbeit nicht nur zu Fuß, sondern frühstücke auch vorher zu Hause – bewusst. Wenn ich esse, dann esse ich, und zwar ohne nebenher etwas anderes zu tun. Und ohne schlechtes Gewissen, das ist ganz wichtig. Auch ich darf mein Essen ohne Reue genießen. Normalgewichtige Menschen machen das automatisch, wenn vielleicht auch unbewusst. Sie essen und genießen ihr Essen ohne schlechtes Gewissen. Warum auch nicht?

Ich musste erst lernen, mich bewusst auf das Essen zu konzentrieren, darauf, nicht zu schlingen, zu genießen und mir Zeit zu nehmen. Zugegeben, manchmal setzen meine zwei Fellnasen alles daran, mich beim Essen abzulenken. Aber wer könnte ihnen böse sein, wenn sie mich so süß mit ihren Katzennasen anstupsen. Essen teilen macht übrigens auch Spaß – und schlank!

Trotzdem, ich lasse mir Zeit beim Essen. Lieber stehe ich eine halbe Stunde früher auf, als schon morgens beim Frühstück zu hetzen. Der Tag wird meistens noch anstrengend genug. Ich esse langsam, nicht nur, um zu genießen, sondern auch, um zu merken, wann ich satt bin. Denn unser Sättigungsgefühl setzt frühestens nach 15 Minuten ein. Ich weiß, »Langsam essen!« ist leichter gesagt als getan. Aber auch das kann man trainieren und so wird es schon bald zur Normalität.

Dabei sollte man den Einfluss der Psyche nicht unterschätzen. Sobald das Essen zum Mittel gegen Frust oder Langeweile wird, gerät das Zusammenspiel von Hunger und Sättigung ins Ungleichgewicht. Hunger spürt man, wenn die Energiereserven nach etwa drei, vier Stunden ohne Nahrung langsam zur Neige gehen. Dann fällt der Blutzuckerspiegel und Botenstoffe im Gehirn wecken das Verlangen zu essen. Das Sättigungssignal wird ähnlich gesteuert, ist aber bei Weitem nicht so stark wie sein Gegenpart, der Hunger.

Eine große Rolle spielt auch die Erziehung. Wer kennt nicht den Spruch »Wenn du deinen Teller nicht leer isst, scheint morgen keine Sonne!«, oft verbunden mit der Drohung: »Und dann gehen wir nicht ins Freibad.« Um Missverständnisse auszuräumen: Ob die Sonne am nächsten Tag scheint oder nicht, hat nichts damit zu tun, ob noch etwas auf dem Teller liegt oder nicht. Aber seltsamerweise wurde mir genau das jahrelang erzählt, als ich ein Kind war. Und ich fürchte, da war ich nicht die Einzige. Obwohl ich schon recht bald feststellte, dass Wetter und Pommes nicht wirklich in Relation zueinander stehen (sonst hätte es die letzten dreißig Jahre dank meines Einsatzes jeden Tag schönes Wetter in Paderborn gegeben), war die Überzeugung »Ich muss aufessen« nur schwer wieder aus mir rauszukriegen.

Mein Mann war mir auch dabei eine wirklich große Unterstützung. Als es mir eines Tages mal wieder leidtat um das gute Essen auf meinem Teller, das ich doch nicht einfach verkommen lassen konnte, wo andere Menschen auf dieser Welt hungerten (ja, manchmal musste auch Afrika herhalten für mein Übergewicht, ich aß nämlich für die alle mit), sah Jan mich skeptisch an und sagte: »Stevani, nach Afrika kriegen wir das heute nicht mehr. Es landet in der Kanalisation – auf dem einen oder anderen Weg.«.

Das war überzeugend und der Appetit war mir auch vergangen. Danke, Schatz!

Um nicht immer wieder zu viel auf dem Teller zurücklassen zu müssen, lernte ich bald, mir einfach die richtige Menge zu nehmen. Auch dabei half mir Jan auf seine Art. Immer wenn ich mir den Teller mal wieder übertrieben vollgeschaufelt hatte, sah er mich zweifelnd an und sagte: »Okay, dann nehme ich besser etwas weniger, weil ich bestimmt eine Hälfte von deinem Essen übernehmen muss.«

Da mein Mann ja sowieso eine Stabheuschrecke ist, kann er das ganz gut vertragen. Ich glaube, er ist ein Zauberer. Sein Trick: Er verbrennt Kalorien in dem Moment, in dem er sie in den Mund steckt. Toll, oder?

Tatsächlich sind die Menge auf dem Teller sowie die Größe des Tellers wirklich entscheidend für das Essverhalten. Wissenschaftler haben in Studien herausgefunden, dass Appetit und Sättigungsgefühl anfällig für Täuschungen sind. Sie ließen ihren Probanden Gerichte auf unterschiedlich großen Tellern servieren. Je größer der Teller war, desto mehr konsumierten die Studienteilnehmer – bis zu circa dreißig Prozent mehr, als sie sonst aßen. Dabei waren sie überzeugt davon, dass die Menge genau richtig sei, um Appetit und Hunger zu stillen. Überraschend war außerdem, dass nur vier Prozent der Teilnehmer wirklich bewusst war, dass ihr stärkerer Appetit mit der Größe des Tellers zusammenhing. Alle anderen gingen davon aus, genauso viel wie sonst gegessen oder einfach nur mehr Hunger gehabt zu haben.

Als ich Jan von dieser Studie berichtete, meinte er, wir könnten von ihm aus auch gern nur noch von Untertassen essen. Die Idee fand ich gar nicht schlecht und überlegte kurz, dieses Konzept für sehr viel Geld als nächstes Summer Special an die Boulevardpresse zu verkaufen. Ich sah die Schlagzeile schon vor mir: »Schlank durch Geschirr: Die Untertassendiät!« Also, früher hätte ich das bestimmt ausprobiert.

Tatsächlich habe ich mir angewöhnt, nicht nur von kleineren Tellern zu essen, sondern auch mal mit einer Kuchengabel statt einer großen Gabel. Damit esse ich nämlich automatisch langsamer. So merke ich auch schneller – oder sagen wir: rechtzeitig –, wann ich satt bin. Gerade zu Beginn der Umstellung ist das Miniaturgeschirr eine gute Übung.

Falls man mal keine kleine Gabel zur Hand und nicht genug Zeit hat, kann man auch folgenden altbekannten Trick anwenden, um nicht über den Hunger hinaus zu essen: einfach vor der Mahlzeit ein großes Glas Wasser trinken. Die Flüssigkeit füllt den Magen und das Sättigungsgefühl tritt eher ein. Auch als kleine Hungerbremse zwischendurch hilft der kalorienfreie Durstlöscher Wasser oder Tee. Außerdem tut man damit gleich etwas für seinen Flüssigkeitshaushalt. Immer rein damit!

Sollte man abends im Bett liegen und immer noch ganz doll Hunger haben, empfehle ich, erst zu überprüfen, ob es wirklich Hunger ist oder ob man einfach gelangweilt ist beziehungsweise nicht schlafen kann. Dann könnte man nämlich auch ein Buch lesen, anstatt einen Burger zu essen. Bei echtem Hunger ist zumindest mir der Trick mit dem Wassertrinken zu diesem Zeitpunkt aber zu blöd. Schließlich will ich nicht die ganze Nacht zur Toilette rennen. Stattdessen esse ich einfach ein gekochtes Ei. Das wirkt Wunder. Gern kann man auch schon gekochte Eier vorbereiten, um nicht nachts auf den Wurstvorrat zurückgreifen zu müssen, weil man zu faul ist, ein Ei zu kochen.

Trotz all der Tricks und guten Vorsätze darf man eine Sache niemals vergessen: Falls es mal an einem Tag nicht so gut lief, wie man sich vorgenommen hatte (»Guten Morgen! Bitte ein Schokocroissant. Nein, keine Tüte, das esse ich gleich. Her damit!«) – nicht aufgeben! Wichtig ist nur, die Balance zu finden. Wenn man an einem Tag wirklich mal über die Stränge geschlagen hat, sollte man das einfach am nächsten Tag mit Bewegung und geringerer Kalorienaufnahme ausgleichen. Jeder Tag ist ein neuer Tag und damit ein Neustart. Man darf sich auf keinen Fall in bequemen Verlierergedanken suhlen: Ach, ich hab gestern eh schon viel zu viel gegessen. Ich habe versagt und werde nie abnehmen. Jetzt ist es auch schon egal. Dann kann ich heute auch fünf Schokocroissants essen.

Das ist Unsinn. Die kleinen Rückschläge gehören mit dazu. Man sollte sich nicht unterkriegen lassen und es in den nächsten 24 Stunden besser machen. Das machen die Anonymen Alkoholiker auch nicht anders, oder?

Es kann allerdings auch passieren, dass man ins andere Extrem fällt und es mit dem Verzicht übertreibt. Dann besteht die Gefahr von Heißhungerattacken, die nur dann auftreten, wenn dem Körper etwas fehlt (auch Schlaf) oder man zu viel Stress hat, der ebenfalls zu Süßem und Fettigem verleitet. Was dann fast immer hilft, ist eine Tasse heiße Brühe.

Bei Heißhunger auf Süßes hilft dagegen die berühmte Tasse heißer Kakao. Beim Kauf sollte man allerdings unbedingt auf die Kalorienangaben achten. Da liegen je nach Sorte wahre Welten beziehungsweise ganze Ampelschaltungen dazwischen.

Sollte weder Brühe noch Kakao noch sonst etwas helfen, sollte man erst mal abwarten, ob die Attacke nicht wieder vorbeigeht, bevor man zum Kühlschrank stürzt. Das ist wie mit dem Rauchen aufzuhören. Die Lust auf eine Zigarette kommt zwar auch immer wieder, ist aber meistens nach fünf Minuten vorbei. Man muss es einfach nur aushalten.

Falls der Heißhunger anhält, isst man eben das, wonach einen gelüstet, aber bewusst und ohne schlechtes Gewissen. Kein Schlingen im Stehen, heimlich oder nachts in der kalten Küche. Bitte hinsetzen und genießen! Und am nächsten Tag kann man wieder neu beginnen und vor allem auf eine ausgewogene Ernährung achten, damit diese Anfälle gar nicht mehr auftreten.

Man sollte auch niemals vergessen, dass eine Ernährungsumstellung Zeit und ganz viel Geduld braucht. Das ist neben all dem Wissen über grüne, gelbe und rote Lebensmittel fast das Wichtigste. Niemand wird von heute auf morgen schlank. Das funktioniert nur bei Crash-Diäten und hält nicht lange an.

Die Ernährungsumstellung spielt sich vor allem im Kopf ab. Also: Nicht aufgeben! Dauerhaft, gesund und satt schlank zu werden, braucht eben ein wenig länger. Schließlich hat man sich auch all den Speck meist über viele Jahre hinweg angefressen. Es wird Tage, Wochen und sogar Monate geben, in denen mal gar nichts passiert, keine Kilos purzeln, man keine Erfolgserlebnisse feiern kann. Das gehört leider mit dazu.

Natürlich ist das leichter gesagt als getan, gerade für so ungeduldige Menschen wie mich. Trotzdem sollte man unbedingt die ganze Sache langsam angehen. Ganz wichtig sind realistische Ziele. Die meisten Menschen (auch ich) wollen zu viel auf einmal. Im Grunde sollte man sich zum Abnehmen genau so viel Zeit lassen, wie es gedauert hat, sich die Körperfülle zuzulegen.

Wichtig ist zudem, den Prozess umzukehren: Jedes einzelne Kilogramm, das man nicht weiter zunimmt, ist schon ein Erfolg. Und jedes Kilogramm, das man losgeworden ist, erst recht. Man sollte immer daran denken: Schon hundert eingesparte Kalorien am Tag machen auf ein Jahr fünf Kilo Gewicht aus. Oder anders: Kleinvieh macht auch Mist. Dieses Umdenken in vielerlei Hinsicht ist das eigentlich Anstrengende beim Abnehmen. Der Mensch ist nun mal ein Gewohnheitstier. Und mit Gewohnheiten zu brechen, das ist die wahre Herausforderung bei der Essensumstellung und damit beim Abnehmen.

Das Ganze möchte ich durch ein kleines Beispiel aus meinem Leben verdeutlichen: Ich sitze ganz entspannt zu Hause in der Sonne, es ist 15 Uhr und in meinem Fall heißt das, der Geist des Kaffees ruft mich sehr eindringlich. Ich gebe ihm nach, gehe in die Küche und mache mir einen Milchkaffee. Dazu gönne ich mir zwar keinen Kuchen, aber zwei kleine Stückchen Schokolade – einzeln eingepackt, meine Lieblingssorte. Das alles nehme ich mit raus in den Garten. Ich setze mich in die Sonne, um meine Zwischenmahlzeit bewusst zu genießen.

Dann nehme ich einen Schluck Kaffee und lasse mir das erste Stück Schokolade auf der Zunge zergehen. Als ich nach einem weiteren Schluck zum zweiten Stückchen greifen will, merke ich, dass ich es eigentlich gar nicht mehr brauche. Ich merke das natürlich nicht einfach so, sondern frage mich kurz vorher ab: Stevani, hast du immer noch Lust auf Schokolade oder willst du sie nur essen, weil sie schon hier liegt?

Meine Antwort darauf geht ungefähr in diese Richtung: Na ja. Eigentlich, weil sie hier liegt. Und das leckere Stück zu essen wäre einfacher, als es nicht zu tun. Schließlich müsste ich dann nicht extra wieder aufstehen und es zurück in den Kühlschrank bringen, weil es hier draußen einfach zu heiß ist und es schmelzen würde. Andererseits hätte ich 35 Kilokalorien gespart und auf meinen Körper gehört, wenn ich es nicht esse. Danke Körper, danke Gehirn! Manchmal seid ihr doch da, wenn man euch braucht.

Früher hätte ich in so einer Situation überhaupt nicht darüber nachgedacht. Essen oder nicht essen, das war keine Frage! Ein Happs und schon wäre das Pralinchen weg gewesen. Heute denke ich: Oh, verrückt. Meine Lust auf Schokolade ist nach diesem einen Stückchen schon gestillt. Dann hebe ich mir das andere doch für morgen auf und bringe es zurück in die Küche. Noch dazu macht ja jeder Gang schlank!

Dieses kleine Beispiel soll auch zeigen, dass ich nicht aufgehört habe, das zu essen, wonach mir gerade ist. Das hört sich vielleicht komisch an, aber es funktioniert. Ich wurde mein Leben lang fremdbestimmt – von David Kirsch, von Kalorientabellen, von Atkins, vom Mond und von anderen fragwürdigen Theorien und Personen. Aber eines tat ich nie: auf meinen Körper hören. Wenn ich heute Lust auf ein halbes Hähnchen mit Pommes habe, gut, dann esse ich eben Pute mit Kartoffeln, aber nicht Salat oder Obst. Wenn ich Fleisch will, esse ich Fleisch.

Ein anderes Beispiel: Kohlenhydrate sollte man gerade abends vermeiden und stattdessen am besten ausschließlich Eiweiß zu sich nehmen. Leider ist mir nur selten danach. Eiweißreiche Kost wie Geflügel, Fisch, Buttermilch und Joghurt sättigt besonders lange, ohne kalorienreich oder zu fett zu sein. Ich weiß das. Aber jeder Mensch is(s)t nun mal anders und hat bestimmte Vorlieben. Während es den einen total leichtfällt, abends nur Rührei mit Tomaten und Geflügel zu essen, hängen anderen nach so einer Mahlzeit Magen und Geist auf Halbmast. Ich zähle eher zu Letzteren. Daher frage ich mich jeden Abend neu, wonach mir und meinem Körper ist, und entscheide dann, was ich esse. Ein Abendessen ohne Kohlenhydrate kommt vor, ist aber nach wie vor eher die Ausnahme.

Der Unterschied ist der: Früher war mein Körper immer mein Feind – und so behandelte ich ihn auch. Natürlich hat er sich dafür gerächt. Irgendwann kam der Punkt, an dem ich anfing zu lernen, meinen Körper zu akzeptieren und auf ihn zu hören. Dabei merkte ich, dass mein Körper weiß, was gut für ihn ist. Und erstaunlicherweise wollte er nicht ständig Schokolade und Cheeseburger essen, sondern auch mal Gemüse, Geflügel und Salat. Seit ich meine Ernährung umgestellt habe, ist mein Zuckerverbrauch um mindestens vierzig Prozent gesunken. Und das habe ich meinem Körper zu verdanken. Dick gemacht hat mich eigentlich immer nur mein Gehirn.

Abschließend fasse ich noch einmal zusammen: Eine langfristige Gewichtsreduktion erreicht man durch eine Umstellung der Lebens- und Ernährungsgewohnheiten. Der Prozess des Abnehmens kann durch Bewegung unterstützt werden. Man nimmt nur ab, wenn man über einen langen Zeitraum weniger isst, als man verbraucht. Einseitige Diäten sollten lieber nicht ausprobiert werden, da sie schnell zu Mangelerscheinungen im Körper und später zum Jo-Jo-Effekt führen. Abnehmwillige sollten dagegen ausgewogen essen, sodass ihnen der Spaß am Essen nicht verloren geht. Zeit ist ein wichtiger Faktor – das gilt für's Essen und für's Abnehmen. Nehmen Sie sich also reichlich davon und sparen Sie woanders!

An meinem Kühlschrank hängt übrigens folgende kleine Merkliste:

1. Ich esse bewusst.

2. Ich genieße meine Essen.

3. Ich esse langsam und höre auf zu essen, wenn ich satt bin.

4. Ich verzeihe mir Ausrutscher.

5. Ich beginne jeden Tag neu.

6. Ich gebe mir Zeit für das Abnehmen.

7. Ich höre auf meinen Körper.

8. Ich trinke viel Wasser und zur Not auch Tee.

9. Ich lache. Das verbrennt auch Kalorien und macht mich fröhlich!

10. Ich trage öfter flache Schuhe. Dann bewege ich mich im Alltag automatisch mehr.

DIÄTLÜGEN UND -MYTHEN

Hier nun eine kleine Sammlung immer noch bestehender Diätlügen und Ernährungsmythen. Natürlich bin ich dreißig Jahre lang auch auf die eine oder andere – okay, auf fast alle – reingefallen.

1. **»Dunkle Schokolade macht weniger dick als helle.«** – Stimmt nicht. Beide Schokoladen haben hohe Fett- und Zuckeranteile. Dunkle Schokolade schmeckt wegen des höheren Kakaoanteils allerdings bitterer als helle, sodass die meisten Menschen weniger davon essen. Allerdings nicht alle, ich zum Beispiel nicht. Ganz im Gegenteil: Ich dachte, wenn die dunkle Schokolade ach so »gesund« ist, dann kann ich ruhig zwei Tafeln pro Tag verdrücken. Logisch, oder?

2. **»Wer am Abend nichts isst, bleibt schlank.«** – Stimmt nicht, es ist die Energiebilanz, die zählt. Entscheidend ist, wie viel Energie in Form von Nahrung aufgenommen wird und wie viel der Körper den Tag über verbraucht. Der Zeitpunkt ist dabei nicht wichtig, denn unser Körper kann kleine Engpässe und Durststrecken kompensieren. Allerdings wird nachts die Nahrung nur sehr langsam verstoffwechselt, sodass der größte Teil des Abendessens die Nacht über einfach im Magen bleibt. Das mag sein. Hatte ich allerdings abends nichts im Magen, blieb ich nicht lange im Bett. Meist fand man mich dann mitten in der Nacht im Nachthemd am Kühlschrank. Heißhunger ahoi!

3. **»Besser sechs Mahlzeiten am Tag als drei.«** – Das kommt wirklich sehr auf den Menschen an. Richtiger müsste es heißen: Sechs kleine Mahlzeiten am Tag sind besser als drei große. Allerdings schaffen es viele Leute nicht, die Größe ihrer Mahlzeiten zu reduzieren (ich weiß, wovon ich spreche), wodurch sie nur noch mehr Kalorien zu sich nehmen. Wichtig ist eben, geregelte Mahlzeiten in Ruhe zu sich zu nehmen, sodass man nicht andauernd einen Snack dazwischenschieben muss.

4. **»Lightprodukte sind gut zum Abnehmen.«** – Das ist schwierig zu beurteilen, denn wie schon erwähnt ist die Bezeichnung »light« nicht geschützt und damit auch nicht eindeutig definiert. Es ist daher möglich, dass ein fettreduziertes Produkt mehr Zucker enthält als ein normales. Das kann fatal sein, da man dadurch einfach glaubt, von Lightprodukten mehr essen zu können als sonst. Doch diese Produkte halten oft nicht, was sie versprechen. Deshalb sollten Abnehmwillige die Angaben zu Inhaltsstoffen und Kalorienmenge auf den Produkten immer genau durchlesen. Denn auch Geschmacksverstärker helfen nicht gerade beim Abnehmen.

5. **»Fett macht fett.«** – Richtig. Allerdings ist Fett in unserer Ernährung auch sehr wichtig. Fettsäuren sind essenziell für eine gesunde Ernährung. Aber die Menge macht's. Das heißt: Fett macht nur fett, wenn wir zu viel davon essen. Außerdem sollte man zwischen gesundem (Nüsse, Fisch, Olivenöl) und ungesundem Fett (Pommes, Butter, Frittierfett) unterscheiden.

6. **»Nur FDH (Friss die Hälfte) ist eine zuverlässige Diätmethode.«** – Stimmt teilweise, da dem Körper nur noch halb so viel Energie zugeführt wird wie sonst. Das Problem dieser Radikaldiät kennen wir bereits: Die bisherige und zumeist falsche Nahrungszusammensetzung wird dabei beibehalten. Durch die Halbierung entstehen Mangelerscheinungen und Heißhunger. Daraus folgt? Richtig: Fressattacken. Eine Halbierung der bisherigen Nahrungsmenge ist daher nicht empfehlenswert. Abnehmwillige sollten sich langfristig also auf ballaststoffreichere und gesunde Nahrung einstellen.

7. **»Eiweiß hilft beim Abnehmen.«** – Stimmt teilweise. Eine Erhöhung des Eiweißanteils Ihrer Ernährung sorgt dafür, dass Sie besser und länger satt sind. Eiweiß macht jedoch nicht wirklich schlank, denn auch damit nimmt man Kalorien zu sich.

8. **»Ananas beschleunigt die Fettverbrennung.«** – Das konnte bisher durch keine wissenschaftliche Studie belegt werden. Ananas schmeckt auf jeden Fall gut und ist sehr vitaminreich. Allerdings sollte man den Fruchtzucker nicht unterschätzen. Dennoch: Ich liebe Ananas! Auch wenn nach einer halben Stunde meine Zunge brennt.

9. **»Zucker macht dick.«** – Stimmt, Zucker ist ein potenzieller Dickmacher. Essen wir zu viel Zucker, wird dieser in Fett umgewandelt und als Reserve in unserem Körper eingelagert. Allerdings liefert Zucker uns auch wichtige Energie. Deshalb sollte man einfach auf seinen Körper hören.

10. **»Teesorten wie grüner Tee oder Pu-Erh-Tee machen schlank.«** – Das konnte bislang nicht bewiesen werden. Aber die Kombination von Koffein und Katechinen kann eventuell den Stoffwechsel ankurbeln. Noch dazu hat ungesüßter Tee keine Kalorien (und ist doch so schön bunt!).

11. **»Frieren hilft beim Abnehmen.«** – Wenn man friert, zittern die Musklen, was den Energieverbrauch des Körpers erhöht. Sich das Frieren beim Abnehmen zunutze zu machen, ist aber keine gute Idee, da die Gefahr einer Erkältung oder Unterkühlung wesentlich größer ist als die Chance, sein Gewicht nachhaltig zu reduzieren. Ich selbst machte mal ungeplant eine »Frierdiät«; sie endete nach einer halben Stunde. Ich hatte mich versehentlich im Bademantel ausgesperrt und musste das mit einer schweren Erkältung büßen.

12. **»Butter oder Margarine sind austauschbar.«** – Das stimmt, sofern beide die gleichen Fettanteile haben. Und natürlich sollte man auch keinen Wert auf vegane Ernährung legen. Denn Butter wird aus tierischem Fett hergestellt, in Margarine sind dagegen gehärtete Pflanzenfette verarbeitet. Auch sollte man darauf achten, dass keine Transfette in der Margarine sind, selbst wenn sie in Deutschland nicht mehr üblich sind.

13. **»Rauchen macht schlank.«** – Stimmt nicht, aber Nikotin hemmt tatsächlich das aufkommende Hungergefühl und zügelt den Appetit. Zudem sorgt Nikotin für einen erhöhten Energieverbrauch im Körper, denn um das Gift abzubauen, benötigt der Körper viel Energie. Viele Raucher nehmen in der Tat, nachdem sie ihr Laster aufgegeben haben, ein paar Kilo zu. Aber die zwei bis vier Kilo mehr Körpergewicht sind viel weniger schädlich als das Rauchen. Zudem schmecken Nichtraucher ihre Nahrung viel intensiver. Rauchen macht also nicht schlank, sondern Krebs.

14. **»Kartoffeln machen dick.«** – Stimmt nicht. Essen Sie jedoch jeden Tag drei Kilogramm Kartoffeln, werden Sie natürlich auch von Kartoffeln dick. Die Kartoffel ist ein Gemüse, das viele Ballaststoffe und Vitamine enthält und positive Auswirkungen auf den Körper hat. Allerdings nur, wenn es nicht in Fett gebraten wird.

HALTEN! HALTEN! HALTEN!

Gewicht: 65 (+/- 3) Kilo

Gefühlslage: Noch fünf, vier, drei, zwei
und wieder von vorn!

Stellen Sie sich vor, Sie stehen aufrecht, beide Arme gerade vor dem Körper gestreckt. In jeder Hand halten Sie eine fünf Kilogramm schwere Hantel. Zehn Sekunden, dreißig Sekunden, eine Minute. Das tut weh, oder? Und stellen Sie sich weiter vor, Sie sind mit einem Fluch belegt: Sobald Sie die Arme nur für einen Moment sinken lassen, werden Ihnen sofort fünf Kilo Fett an den Allerwertesten geheftet. Gemein, oder?

Aber genau so fühlt es sich oft an, wenn man als normalgewichtige Frau sein Gewicht halten will. Das tue ich nun seit über zwei Jahren, aber wehe, ich werde länger als nur einen Moment schwach. Wehe, ich schaffe es in den nächsten 24 Stunden nicht, einen groben Ausrutscher wieder auszugleichen. Wehe, ich lasse mich ein paar Tage am Stück gehen. Dann kommt prompt die Rechnung: Zack, sind quasi über Nacht fünf Kilo mehr an meinem Hintern! Und das ist keine irrationale Angst, sondern vielmehr ein empirisch bewiesener Fakt. Schließlich habe ich das oft genug selbst erlebt.

Es gibt Tage, sogar Wochen, da spüre ich die Hanteln gar nicht. Doch an anderen Tagen scheinen sie mich förmlich in die Knie zu zwingen. Vielleicht ist auch das wieder mit ehemaligen Rauchern vergleichbar. Selbst wenn man die Sucht endlich besiegt hat, ist man (so hörte ich von ehemaligen Rauchern) sein Leben lang nicht gefeit vor der Lust, nur noch einmal eine zu rauchen, nur eine einzige. Vielleicht will man sogar nur mal kurz ziehen. Meist passiert das dann, wenn man sich der Sucht fälschlicherweise überlegen fühlt. Doch tief im Innersten wissen Sie es genau: Wenn Sie nur einmal ziehen, hängen Sie wieder drin ... in der Sucht. Und später vielleicht im Grab.

Daher ist das Halten des Gewichts meiner Meinung nach das Allerschwierigste beim Abnehmen. Und das betrifft nicht nur die Disziplin und Umstellung beim Essen, sondern vor allem das Umstellen von Denkprozessen.

Die größte Herausforderung für mich lag darin, mich selbst als normalgewichtige Frau wahrzunehmen. Das war und ist schwer. Schließlich war ich dreißig Jahre lang »der Hals ohne Ohren«, »Kloppsi«, »Fetti«, »Specki« oder eben einfach nur »die Dicke«. Mein Selbstbild ist in den letzten dreißig Jahren zu einem einzigen Zerrbild geworden. Und das wieder umzustellen, ist schwieriger als gedacht. Selbst als ich mein Gewicht reduziert hatte, fühlte ich mich sehr lange immer noch unwohl. Ich war stets unzufrieden – egal ob mit hundert oder 65 Kilo. Wenn ich in den Spiegel blickte, sah ich einen Pottwal in weißen Hosen. Sogar als ich in Kleidergröße 38 passte, allmählich Vertrauen zu meinem neuen Körper gefasst hatte, mich morgens nach dem Ankleiden »halbwegs« wohlfühlte, war spätestens mittags wieder der Punkt erreicht, an dem die Zweifel zurückkamen.

Dann folgte das bekannte Kopfkino: »Es kann doch nicht sein, dass ich plötzlich in eine 38 passe! Das ist bestimmt falsch ausgeschrieben. Oder: Wo hat sich mein Fett denn heute versteckt? Ah, im Gesicht! Oder: Oh Gott, was schwimmt da in meiner Wanne? Oh, meine Oberschenkel.

Ich fand mich immer noch fett. Mein Gehirn kam meinem Körper trotz langsamer Umstellung nur schwerlich nach. Ganz oft gab es Situationen, in denen ich mein Spiegelbild zwar sah, aber nicht »erkannte«. So dachte ich zum Beispiel einmal beim Schaufensterbummel: Wieso grinst mich denn diese Blondine an? Oh, das bin ja ich!

Selbstzweifel waren meine ständigen Begleiter, mein unerschöpfliches Frustrationspotenzial. Um diesem Teufelskreis zu entfliehen, dachte ich mir folgende List aus: Wenn ich mich morgens super fühlte, stellte ich mich vor den Spiegel und schoss ein Foto. Wenn dann mittags das Teufelchen sagte: »Stevi, du kleine fette Sau! Schau dich mal an!

So, wie du aussiehst, kannst du auch gleich zur Frittenbude gehen und dir 'ne Mantaplatte holen! Da kommt's nun auch nicht mehr drauf an!«, holte ich das Foto raus und schaute es an. Natürlich sah ich ganz normal und sogar schlank darauf aus. Ich war beruhigt und der Teufel beleidigt und vertrieben ... bis zum nächsten Tag. Also ging das ganze Prozedere wieder von vorn los. Auf diese Weise lernte ich, meinen »neuen« Körper zu akzeptieren und das Teufelchen öfter mal zu überhören beziehungsweise zu überlisten.

Ich glaube, dass vielen Menschen erst bewusst wird, wie schlank sie eigentlich waren und wie glücklich sie hätten sein können, nachdem sie erneut zugenommen haben. Oder um es mit den Worten von Françoise Sagan zu sagen: *»Man weiß selten, was Glück ist, aber man weiß meistens, was Glück war.«*

Das Halten des Gewichts ist also eigentlich der anstrengendste und langwierigste Teil des Abnehmens. Daher ärgert es mich immer besonders, wenn in Diätratgebern Augenwischerei betrieben und das Abnehmen als die großartige Sache beschrieben wird, wohingegen das Halten des Gewichts wenig Beachtung findet, gar nicht erwähnt wird oder als etwas beschrieben wird, was unproblematisch ist. Abnehmen macht im Grunde keinen Spaß. Das ist bekannt. Aber das Halten des Gewichts ist unglaublich anstrengend! Da fängt die Arbeit erst richtig an. Und wenn ich dann lese, dass ich nach der Diät XY nie wieder zunehmen werde, die Waage mein bester Freund und die Welt rosarot sein wird, dann kann ich nur den Kopf schütteln.

Ich kann nicht garantieren, dass ich nie wieder zunehmen werde. Selbst heute habe ich noch Gewichtsschwankungen von plus/minus drei Kilo. Allerdings kann ich ruhigen Gewissens sagen, dass ich jeden Tag mein Bestes gebe, um mein Gewicht zu halten, damit ich ein gesundes und »normales« Leben führen kann. Und das macht wirklich Spaß! Denn es bedeutet, dass ich einem Bus hinterherlaufen kann (falls zufällig George Clooney darin sitzt). Ich kann stundenlang inlineskaten, ohne dass mir danach tagelang die Füße und Knie schmerzen.

Ich schäme mich im Zumba-Kurs nicht mehr, mit den Hüften zu wackeln. Allerdings ist es schon eine ziemliche Umgewöhnung, jetzt mit Körperteilen zu wackeln, die ich fast 37 Jahre lang verstecken wollte.

Heute liebe ich es, meine weiblichen Reize bewusst einzusetzen, was nicht nur mich, sondern auch meinen Mann sehr freut. So ganz langsam gewöhne ich mich an meinen neuen Körper, meine »neue Maschine«. Außerdem kann ich endlich Kleidung tragen, von der ich früher nur träumen konnte. Bezahlen kann ich sie allerdings meist immer noch nicht.

Doch das Allerschönste ist: Ich werde als Stevani wahrgenommen, als die Frau, die ich bin. Die Frau, die Kostümpartys liebt, gern Renault Twizy fährt, Hunde und Katzen auf Facebook postet und einen kleinen Zoo zu Hause hat. Die Frau, die ihr Handy als Häschen tarnt und immer zu laut lacht. Die Ehefrau meines Mannes und Geschäftsführerin meiner eigenen Firma. Eine Frau, nicht mehr nur »die Dicke«. Das allein war all die Mühe wert.

Zudem habe ich gelernt, nicht den Mut zu verlieren und mich auf meine Anfänge zu besinnen, wenn das Leben mir noch mal ein Schnippchen schlagen sollte, wo es doch gerade so gut läuft. Auf das, was ich schon geschafft habe! Auf das, was hinter mir liegt!

Im Nachhinein wurde ich dafür belohnt, dass ich durchgehalten habe. Mein Kampfgeist wurde gestärkt und ich habe gelernt, gerade in Momenten der Verzweiflung nicht aufzugeben, sondern zu sagen: jetzt erst recht! Wenn mir heute im Privaten oder auch Beruflichen etwas widerfährt, was mir nahelegt, die Flinte ins Korn zu werfen, fordert das meinen Kampfgeist erst so richtig heraus. Dann setze ich alles daran, Lösungen zu finden. Denn die gibt es immer. Probleme sind Lösungen in Arbeitskleidung, heißt es doch so schön. Oder?

Wenn ich zum Beispiel an das Jahr nach *Fett weg!* denke – das war nicht immer einfach für mich. Zum Karneval rutschte ich aus und brach mir drei Rippen. Das muss man sich mal vorstellen. Nachdem ich endlich wieder ohne Probleme atmen, gehen und schlafen konnte, entschied sich mein Knie, Urlaub zu machen. Denn mir wurde der Meniskus entfernt (Zitat des behandelnden Arztes: »Lieber keinen Meniskus als Ihren!«). Ich konnte fast das ganze Jahr über nicht richtig gehen. Von laufen war gar keine Rede. Mein Schweinehund, mein Bewegungsdrang und ich hatten äußerst intensive Diskussionen darüber, wie wir unser Leben nun weiterleben sollten. Dabei waren wir sehr oft unterschiedlicher Meinung, die wir mit Schmerztabletten wieder ausgleichen mussten. Zumindest darin waren wir uns alle drei einig.

In so einer Zeit des Trotzes, Trostes oder Frusts nicht wieder in alte Verhaltensweisen zurückzufallen, ist nicht immer einfach. Früher hätte ich da um die dreißig Kilo zugenommen. Diesmal waren es nur drei Kilo. Denn ich habe gelernt, dass futtern nicht hilft, sondern alles noch viel schlimmer macht.

Auch die schwierigen Zeiten gingen vorüber. Danach war ich noch optimistischer und sehr stolz darauf, dass ich dieses Jahr so gut überstanden hatte. Das zeigte mir, dass ich verstanden hatte, worauf es ankommt: einfach nie den Humor verlieren. Denn wie sagte Woody Allen so schön: » *Komik ist Tragik plus Zeit.*«

Das Allerwichtigste und auch Wertvollste, was mir diese Erfahrung – endlich Normalgewicht zu haben – gebracht hat, ist der Weg zu mir selbst. Das klingt esoterisch, ist es aber hoffentlich nicht. Ich bin nämlich keine dieser Eso-Tanten. (Yoga kann ich immer noch nicht leiden.)

Wenn ich mir früher vorstellte, wie es wäre, schlank zu sein, hatte ich immer eine sehr schöne Stevani vor Augen – eine Frau, nach der sich die Männer umdrehten, die von Männern bewundert und von Frauen beneidet wurde. Und tatsächlich kam das auch vor. Anfangs fühlte ich mich sehr geschmeichelt, aber schon nach kurzer Zeit verlor ich das Interesse daran. Letzten Endes habe ich festgestellt, dass es mir ziemlich egal ist, was die anderen Männer über mich denken. Nicht nur, weil ich eine verheiratete Frau bin (»Verheiratet, aber nicht tot!«, wie ich gern sage), sondern eigentlich, weil es viel bemerkenswerter war, trotz meiner »Hülle« bewundert zu werden – so wie mein Mann Jan das tat.

In Bezug auf Frauen hatte meine optische Veränderung leider ein paar negative Konsequenzen. Unter meinen Kritikerinnen befanden sich auch einige »engere Freundinnen«, die mir sagten, sie könnten jetzt nichts mehr mit mir anfangen. Vorher sei ich ein »Typ« gewesen! Aber jetzt ... (Eine Frau?) Ich war so irritiert von diesen Reaktionen, dass ich nicht weiter nachgefragte, was so einen »Typ« – außer Fett – denn ausmachte. (Unattraktiver sein als sie selbst?) Aber interessieren würde es mich schon.

Um es herauszufinden, sah ich mir alte Fotos an und stellte fest, dass ich zumindest immer eins getan hatte: auffallen. Während des ersten Jahres meiner Selbstständigkeit hatte ich ausschließlich weiße Kleidung getragen. Wegen des Wiedererkennungswertes, hatte ich gedacht. Als ob man mich normal gekleidet nicht auch wiedererkannt hätte! Trotzdem, es hatte funktioniert. (»Die Dicke in Weiß ist Stevani!«)

Man stelle sich folgende Situation vor: 21 Uhr, eine Galaveranstaltung in respektvoller Umgebung. Die Männer tragen dunkle Anzüge, die Damen Abendkleider in gedeckten Farben. Und dann kam ich: hundert Kilo gut gelaunter, weiß gekleideter Speck. Die Blicke waren mir alle sicher und jeder wusste, wer ich war. Kein Wunder! Dennoch: Es gibt einen Unterschied zwischen auffallen und positiv auffallen. Oder?

Jetzt, wo ich anscheinend kein »Typ« mehr bin, falle ich nicht so schnell auf – außer ich lache wieder einmal zu laut. In Anbetracht dessen kann ich schon verstehen, dass ich damals unverkennbarer war. Allerdings ist mir mein jetziges Ich und das damit verbundene seltenere Auffallen – dafür vielleicht positiv – um einiges lieber.

Nicht alle Menschen können Bewunderung und Respekt ausdrücken oder Neid zugeben. Das Argument »Seit du dünn bist, bist du gar nicht mehr lustig!« bekam ich sehr oft zu hören. Das tat weh. Denn ich war ganz die Alte, nur glücklicher. Dennoch wurde ich von einigen Mitmenschen anders wahrgenommen. Möglicherweise einfach deshalb, weil es viele nicht gewohnt waren, mit mir durch die Straßen zu gehen und plötzlich nicht mehr alle Blicke nur auf sich zu ziehen. Eine kleine dicke Freundin ist eben auch oft sehr praktisch, um das eigene Ego zu stärken. Mit meinem neuen Aussehen taten sich daher viele Frauen schwer. Das war und ist zwar traurig, zeigte mir andererseits aber auch recht deutlich, wer echte Freundinnen waren – nämlich diejenigen, die mich in meinen Bemühungen unterstützten und sich über meinen Erfolg freuten.

Für mich war nur entscheidend, was die Menschen zu sagen hatten, die mir wirklich nahestehen. Da war ich auch gern bereit, Kritik anzunehmen, wenn ich es mal wieder auf die eine oder andere Weise übertrieb. Ich wollte meinem Mann gefallen und vor allem mir selbst. Was ich sagen will, ist: Durch das Abnehmen bin ich vielleicht tatsächlich ein schönerer Mensch geworden. Aber nicht, weil ich nicht mehr dick bin, sondern weil ich mir weniger Gedanken darüber mache, was andere Leute von mir halten. Ich bin mehr ich selbst geworden. Und da gab es einiges zu entdecken, was jahrelang unter der Fettschicht und Unsicherheit begraben gewesen war.

Es war ein langer Weg, der mir viel Geduld abverlangte. Ein Weg, den ich ohne meinen Mann niemals geschafft hätte. Jan war mir in dieser Zeit eine riesige Unterstützung, der meine Launen, meine Teepartys, mein Gerede über Kalorientabellen, meine ständige Abwesenheit, die beruflich wie privat für uns beide neu und sehr anstrengend war, nicht nur stoisch, sondern liebevoll ertrug. Jan und ich haben uns seit unserer Hochzeit nie länger als vier Tage nicht gesehen. Die längste Zeit unserer räumlichen Trennung war also während des Drehs in Zell am See. Wäre ich nicht am Rande der Erschöpfung gewesen, wäre ich vermutlich vor Sehnsucht zugrunde gegangen.

Dank Jan und vieler anderer lieber Menschen habe ich es geschafft – bis jetzt. Aber schlank werden und schlank bleiben ist ein lebenslanges Projekt, das nicht immer gleich viel Spaß macht. Doch der innere Schweinehund lässt sich mit bewusster Ernährung und entsprechender Bewegung dauerhaft besiegen und ins Tierheim umsiedeln.

Für mich ist das Allerbeste, dass ich heute endlich andere Prioritäten habe und sich mein gesamtes Denken und Handeln nicht mehr nur ums Essen dreht. Ich achte immer noch darauf, was ich esse, aber verlasse mich inzwischen mehr auf mein Körpergefühl und weniger auf die Waage. Und das Tolle ist: Wenn man nicht dauernd an Essen denkt, hat man wieder Zeit, sich auf andere Dinge zu konzentrieren. Auf die wichtigen Dinge. Auf das Leben!

DIE DREISSIG »BESTEN« AUSREDEN,
WARUM MAN NICHT ABNEHMEN KANN

Jeder kennt sie: Dicke, die immer eine Erklärung parat haben, warum ausgerechnet sie nicht abnehmen können. Auch ich gehörte dazu und es gibt wohl keine Ausrede, die ich nicht schon verwendet hätte, um einen gescheiterten Abnehmversuch plausibel zu rechtfertigen. Und gerade deshalb lasse ich diese Ausreden nicht mehr gelten. Im Folgenden erkläre ich, warum.

1. »Ich habe so einen schweren Knochenbau!«

Die »schweren Knochen« werden immer gern angeführt, wenn sich beim Blick auf die Waage Schockierendes offenbart. Männer und Frauen behaupten gleichermaßen gern, dass ihr Gewicht stark von der individuellen Knochenmasse abhängig sei. Das klingt zwar gut, ist aber aus medizinischer Sicht völliger Unsinn. Wer sich mit diesem Argument rausreden möchte, den muss ich leider enttäuschen: Knochen können nicht für Übergewicht verantwortlich gemacht werden.

Das Skelett eines normalgewichtigen, 1,80 Meter großen Mannes wiegt zwischen neun und zehn Kilogramm. Frauen haben einen etwas leichteren Knochenbau. Generell macht die Knochenmasse, auch bei vermeintlich schweren Knochen, maximal 15 Prozent des Körpergewichts aus. Wiegen Sie also 110 Kilogramm, machen die Knochen höchstens 16,5 Kilogramm davon aus. Für die restlichen 93,5 Kilogramm sind Organe, Haut, Blut und Gewebe verantwortlich. Und dass Letzteres so schwer ist, liegt an mangelnder Bewegung, Pommes mit Majo, Schokolade oder ausschweifendem Alkoholgenuss.

Wer wirklich wissen will, warum er eigentlich so schwer ist, sollte sich mal auf die Fettwaage stellen oder bei einem Arzt eine Messung durchführen lassen. In den meisten Fällen macht nämlich überschüssiges Fett den Hauptteil der Körpermasse aus. Besonders gefährlich ist dabei das Bauchfett. Es ist der Hauptverursacher von Herz-Kreislauf-

Erkrankungen und Diabetes. Bei Männern wird es ab einem Bauchumfang von 102 Zentimetern gefährlich, bei Frauen ab 88 Zentimetern. Also, gern zu Hause nachmessen und falls notwendig Maßnahmen einleiten!

2. »Ich hab's mit der Schilddrüse!«

Zugegeben, das kommt vor, ist aber relativ selten. Hätten es alle übergewichtigen Menschen, die das behaupten, mit der Schilddrüse, wäre unser Gesundheitssystem schon längst zusammengebrochen.

Natürlich kann Übergewicht durch eine manifeste Schilddrüsenunterfunktion (Hypothyreose) verursacht werden. Doch tatsächlich ist das nur bei etwa 0,5 Prozent der Übergewichtigen auch der Fall. Bei einer Unterfunktion bildet die Schilddrüse zu wenig oder gar keine Schilddrüsenhormone. Und wenn diese Hormone dem Körper fehlen, laufen alle Stoffwechselvorgänge verlangsamt ab und die Leistungsfähigkeit sinkt. Bei Kindern kann eine Unterversorgung mit Schilddrüsenhormonen sogar die geistige und körperliche Entwicklung verzögern.

Die Symptome für eine solche Unterfunktion sind gerade anfangs schwer zu erkennen, da sie oft uncharakteristisch sind und daher nicht sofort auf die Schilddrüse bezogen werden. Die Beschwerden sind außerordentlich vielseitig. Meist bestehen Leistungsminderung, Schwäche, Antriebsmangel, Müdigkeit und leichtes Frieren. Ältere Patienten klagen über depressive Verstimmungen und eine Verminderung der Gedächtnisleistung. Chronische Verstopfung tritt ebenfalls häufig auf. Das Körpergewicht nimmt zu. Herzbeschwerden, Haarausfall, Appetitlosigkeit und andere Symptome sind möglich. Das typische Myxödem – eine teigige Verdickung der Haut – fehlt meistens. Dagegen können bei dieser Erkrankung häufig eine trockene, raue Haut, tiefe Stimme, langsame Sprache, Schwellung der Lider und des Gesichts sowie eine Verlangsamung des Pulsschlags und der Reflexe beobachtet werden.

Die Schwierigkeit der Diagnose besteht also in der Vielfalt und Vagheit der Symptome. Ein Merkspruch für Ärzte lautet: »Sobald Sie an die Schilddrüse denken, ist das Problem beseitigt.« Zur Diagnosesicherung dienen Laboruntersuchungen und Sonografie.

Wer tatsächlich denkt, sein Übergewicht würde in Zusammenhang mit einer Schilddrüsenunterfunktion stehen, sollte das untersuchen lassen und das Problem beseitigen. Denn es kann medikamentös gut behandelt werden und das Gewicht normalisiert sich mit entsprechenden Diätmaßnahmen auch meistens wieder. Sollte sich Ihre Diagnose allerdings nicht bestätigen, seien Sie nicht traurig! Dann sind Sie eben »nur« übergewichtig.

Also, worauf warten Sie noch? Ran an den Speck!

3. »Ich esse doch sowieso schon wie ein Vögelchen!«

Genau das ist das Problem. Denn Vögel fressen täglich das Mehrfache ihres eigenen Körpergewichts. Für diese Ausrede gibt es meiner Meinung nach nur eine Erklärung: Wir essen ständig nebenbei, ohne es zu merken.

Ein wunderbares Beispiel für so ein »Vögelchen« ist meine Bekannte Hannelore aus dem fernen Bielefeld. Sie ist circa 1,60 Meter groß und wiegt um die 130 Kilogramm. Hannelore ist keine zwanzig mehr, sondern geht stramm auf die fünfzig zu. Das Problem Übergewicht hat sie schon ihr ganzes Leben lang. Richtig schlimm und für sie bedrückend ist es aber erst seit zwanzig Jahren.

Immer wenn ich sie besuche, klagt sie mir ihr Leid: »Stevi, was soll ich nur machen? Ich bin viel zu dick. Dabei esse ich doch schon wie ein Vögelchen!«, jammert sie schwer verständlich – da kauend –, als sie mir die Tür öffnet.

In der nächsten halben Stunde des Jammerns und Klagens verdrückt sie eine halbe Tafel Schokolade. Es ist also deutlich für mich und jedermann sichtbar, dass »nichts« essen braun ist und offensichtlich super schmeckt. Da ich eine ehrliche Freundin bin, spreche ich sie darauf an.

Ihre schwache Entschuldigung lautet: »Aber es schmeckt halt so gut!«

»Die beste Diät ist: Wenn es schmeckt, spuck es aus!«, sage ich und frage, was sie denn an dem Tag schon so gegessen hat.

»Nichts«, antwortet Hannelore und fügt fast verzweifelt an: »Außer heute morgen ein Brötchen mit Marmelade und einen Kaffee.«

Aha! Da hake ich mal nach: »Schmeckt denn ein Brötchen ohne Butter, nur mit Marmelade?«

Hannelore ist irritiert. »Wieso? Butter war doch drauf.«

»Aha. Und der Kaffee war schwarz?«, will ich wissen.

»Bist du verrückt? Kaffee trinke ich mit drei Löffeln Zucker und Dosenmilch.«

Dass es sich dabei um die mit zehn Prozent Fett handelt, verrät mir ein Blick auf die kleine Flasche auf dem Wohnzimmertisch, die neben einer zweiten, noch vollen Tasse Kaffee und einer Fanta steht. Die Fantaflasche ist fast leer und weist, soweit ich das sehen kann, kein »Zero-Etikett« auf. Unter der Fernsehzeitschrift daneben verbirgt sich eine Monsterpackung Merci-Bonbons, von denen nur noch zwei übrig sind. Ups, zu spät! Da war es nur noch eins. Es ging ganz schnell. Hannelore verputzte sie so schnell, wie ein Vögelchen seine Körner pickt. Ich glaube, sie hat es noch nicht einmal gemerkt, geschweige denn gekaut.

Als ich sie gerade darauf ansprechen will, bittet sie mich in die Küche und lamentiert, dass sie den Schweinebraten für den Abend noch vorbereiten müsse.

»Gibt's was zu feiern?«, frage ich.

»Nö«, antwortet sie. »Montag gibt's bei uns immer Schweinebraten.«

Dabei schiebt sie sich wie in Trance ein weiteres Schokoladenbonbon in den Mund, während sie gleichzeitig die Schwarzwälder Kirschtorte vom Fenstersims nimmt und zwei wahnsinnig große Stücke abschneidet.

Auf meinen fragenden Blick antwortet sie: »Auch ein kleines Stückchen zum Kaffee?«

Das erklärt doch alles, oder? Viele Menschen – und auch ich früher – nehmen gar nicht mehr bewusst wahr, wann und in welchen Mengen sie Nahrung zu sich nehmen. Bei Hannelore kommt noch der Faktor Frust dazu. Doch ihre unbewussten Versuche, sich mit Schokolade zu trösten, gehen leider total nach hinten los. Ein weiteres Problem ist das schnelle und unbewusste Essen. Hannelore isst, während sie spricht, telefoniert oder fernsieht, ohne dabei überhaupt zu registrieren, was alles in ihren Mund wandert.

An jenem Tag empfahl ich ihr, alles, was sie zu sich nimmt, fein säuberlich aufzuschreiben. Denn dem Trott des unbewussten Mampfens kann sie nur entkommen, wenn sie sich dessen bewusst wird. Der nächste Schritt ist eine gezielte Veränderung dieses Essverhaltens – und ab und zu ein Tritt in den Hintern. Das übernehme ich dann. Versprochen, liebe Hannelore.

4. »Ich war eben erst auf einer Familienfeier, da gab es so viel und so gutes Essen!«

Klar, bei uns in Deutschland gibt es immer und überall viel und gutes Essen. Aber wie sagte der Professor doch so schön: »Jeder Mensch hat 15 Feiertage im Jahr. Die anderen 350 Tage im Jahr, die entscheiden das Spiel. Die entscheiden, ob wir dick werden.«

Daher kann ich das leider nicht gelten lassen. Haben Sie einmal über die Stränge geschlagen, können Sie doch die Feier gleich nutzen, um die zusätzlichen Kalorien mit dem Lieblingsonkel bei einem flotten Tänzchen wieder loszuwerden. Falls sie allerdings wie ich Paartanz hassen (weil Sie sich nicht führen lassen können oder wollen), müssen Sie es eben am nächsten Tag wieder ausgleichen. Machen Sie Sport oder essen Sie weniger, am besten beides.

Mir gelingt es inzwischen auch auf Feiern ganz gut, so zu essen, dass ich mir im Allgemeinen keine Gedanken machen muss. Und das geht so: Zuerst esse ich immer einen Salat, und zwar langsam. Auch deshalb, weil ich sonst das ganze Grünzeug auf meinem Kleid oder im Dekolleté wiederfinde. Bevor ich zum nächsten Gang übergehe, ist der größte Hunger also schon gestillt. Bei der Hauptspeise achte ich darauf, die Nudeln (oft und gern in Butter gebadet), den Reis oder sonstige kohlenhydratreiche Beilagen ganz wegzulassen oder nur in sehr kleiner Menge aufzuladen. Dazu landet auf meinem Teller Geflügel oder anderes mageres Fleisch mit viel Gemüse. Dieses ausgeklügelte System hat einen ganz einfachen Grund: Wenn ich mir die fettigen Nudeln spare, kann ich mir locker einen Nachtisch gönnen. Vanille-eis mit heißen Himbeeren, ich komme! Schlau, nicht wahr?

Und für alle Gänge gilt immer die Faustregel: Sie müssen Ihren Teller nicht leer essen. Ich bin sicher, der Kellner wird es Ihnen nicht übel neh-men. Und wenn doch, dann hat er leider den falschen Beruf gewählt.

5. »Ich werde von den kleinen Portionen einfach nicht satt!«

Ach ja? Sind Sie sicher? Könnte es möglicherweise sein, dass Sie relativ schnell gegessen haben? Im Durchschnitt dauert eine Mahlzeit in Fast-Food-Restaurants elf und in der Kantine dreizehn Minuten. Das heißt, in weniger als zwanzig Minuten verdrücken »Schnellesser« sowohl den ersten vollen Teller als auch den Nachschlag. Das führt zu Völlegefühl, Müdigkeit und über kurz oder lang zu einer Gewichtszunahme.

Wie wäre es, wenn Sie Ihre Stunde Mittagspause voll ausschöpften? Essen Sie langsam! Genießen Sie! Und warten Sie nach der ersten Portion erst einmal zwanzig bis dreißig Minuten ab. Denn so lange dauert ungefähr die Reizübertragung vom Magen ans Gehirn. Geben Sie Ihrem Hypothalamus eine faire Chance, Ihnen zu signalisieren, ob Sie wirklich noch nicht satt sind. Vielleicht schließen Sie dabei die Augen, um zu überprüfen, ob diese vielleicht nicht mal wieder größer waren als der Hunger.

Überdimensionierte Portionen sind oft die Hauptursache dafür, dass mehr als die Hälfte der Menschen in unserem Land zu dick ist. Der Teller, egal ob zu Hause oder im Restaurant, wird geleert – auch wenn mehr drauf ist, als der Körper wirklich braucht. Das ist ein antrainiertes

Verhalten aus unserer Kindheit: »Iss deinen Teller leer, dann gibt es morgen schönes Wetter!« Und wer will schon, dass es regnet? Ja, ja, was haben uns unsere Eltern und Großeltern bloß angetan ...

Achten Sie auch bei Fertigessen auf die Verpackungsgröße. XXL-Produkte sind nicht nur bei Fast-Food-Ketten der Renner. War vor dreißig Jahren noch die Hundert-Gramm-Schokoladentafel normal, so gibt es heute sogar Fünfhundert-Gramm-Tafeln. Ebenso überdimensioniert sind Chipstüten, Erdnussdosen mit zwanzig Prozent mehr Inhalt, Fünfhundert-Gramm-Joghurts oder 1,5-Liter-Colaflaschen.

Selbst das kleinste Popcorn im Kino ist inzwischen eine 1,6-Liter-Tüte, die satte 320 Kilokalorien enthält. Das verleitet unnötig zum Essen. Denn meist wird aufgegessen, was in der Tüte ist, wie ein Experiment der Cornell University beweist: Studenten bekamen Popcorn in verschiedenen Portionsgrößen und durften so viel davon essen, wie sie wollten. Das Popcorn war alt und schmeckte nicht mehr besonders gut. Dennoch aßen alle, die eine große Popcorn-Tüte erhalten hatten, durchschnittlich 34 Prozent mehr. Nicht einmal der schlechte Geschmack konnte sie vom übermäßigen Essen abhalten.

Die Packungsgröße ist also ein entscheidender Faktor. Und wenn man für das gleiche Geld mehr bekommt, wieso sollte man dann die kleinere Packung nehmen? Keine Sorge, Sie Sparfuchs, das müssen Sie ja auch gar nicht. Aber aufessen müssen Sie auch nicht. Der nächste Kinobesuch kommt bestimmt. Und eine Erdnussdose kann man wunderbar wieder verschließen.

Versuchen Sie außerdem, nie direkt aus der Packung zu essen. Besonders bei süßen oder fettigen Leckereien (Schokolade, Gummibärchen, Chips, Erdnüsse) besteht die Gefahr, dass man gleich die ganze Packung aufisst, da der Geschmack »süchtig« macht. Denn Zucker und Fett sind Geschmacksträger. Darum ist es umso wichtiger, dass man die gewünschte Menge in eine Schüssel oder auf einen Teller gibt und den Rest der Packung wieder ganz hinten in den Schrank (oder in die Tasche) verbannt. Bleibt die Packung in Sichtweite, wird es schwieriger, die nötige Disziplin aufzubringen und dem Drang zu widerstehen, alles aufzuessen.

Schuld an den zu großen Portionen sind aber nicht nur »All you can eat«-Buffets, XXL-Fast-Food-Menüs oder überdimensionierte Rezepte. Auch unsere Teller, Schüsseln und Gläser sind größer geworden. Das fällt spätestens dann auf, wenn man den Teller von Omas Geschirr neben einen IKEA-Teller auf den Tisch stellt. Die Salatportion füllt den kleinen Teller komplett aus. Die gleiche Portion auf dem größeren Teller erscheint weniger.

In einem Experiment konnten sich 85 Ernährungsexperten während einer Veranstaltung selbst am Eiscreme-Buffet bedienen. Einige erhielten kleine Schüsseln (mit circa fünfhundert Milliliter Fassungsvermögen), andere größere Schüsseln (mit etwa einem Liter Fassungsvermögen), einige einen Teelöffel, andere einen normalen Löffel. Die Unterschiede in der Verzehrmenge waren bemerkenswert: Aus den großen Schüsseln aßen die Testpersonen 31 Prozent mehr Eis (das sind 127 Kalorien mehr), ohne dass sie sich dessen bewusst waren. Die Portionsgrößen stiegen sogar noch einmal um 14,5 Prozent, wenn das Eis mit einem größeren Löffel gegessen wurde. Das Gleiche passierte in Bezug auf die Getränke. Die Testpersonen, die aus kleinen runden Gläsern tranken, nahmen 19 Prozent mehr Saft zu sich als die, die hohe schmale Gläser erhielten. Sie sehen also, selbst Fachleute, die sich mit Kalorienmengen bestens auskennen, verschätzten sich dabei grenzenlos.

Haben Sie die Wahl, benutzen Sie immer das kleinere Geschirr. Und ich verspreche Ihnen, Sie werden keinen Hunger leiden.

6. **»Die Nachbarin kam zu uns rüber mit zwei Eis in der Hand, eins für sie, eins für mich. Das konnte ich ihr doch nicht abschlagen.«**
Ich verstehe. Sie haben also nur aus Höflichkeit gegessen. Natürlich, nichts geht über eine gute Nachbarschaft. Noch dazu klingelt die Nachbarin jeden Tag, richtig?

Jetzt stellen Sie sich vor, Sie würden die Nachbarin besuchen, die unverschämterweise aus gesundheitlichen Gründen Ihr mitgebrachtes Eis ablehnt. Was würden Sie tun? Nie wieder klingeln und die Zweige abschneiden, die über Ihren Zaun wachsen? Die Nachbarskatze töten? Oder vielleicht das nächste Mal einen Obstsalat mitbringen? Ich empfehle den Obstsalat oder einen Strauß Blumen.

Bitte essen Sie niemals aus Höflichkeit. Denn Menschen, die das nicht verstehen, müssen nicht Ihre Freunde sein. Also, seien Sie ehrlich und sprechen Sie über Ihr Vorhaben, Gewicht zu verlieren. Denn das ist keine Schande.

Sollte der eine oder die andere etwas ungehalten reagieren (»Ach, jetzt stell dich doch nicht so an! Mit deiner Diät kannst du doch auch morgen anfangen, wenn ich nicht da bin.«), vergessen Sie nie: Es handelt sich um Ihren Hintern. Sie entscheiden, wann und wie viel Sie essen. Es ist Ihr Körper. Und falls Ihnen jemand wirklich doof kommt, sagen Sie einfach, Sie haben eine Wette mit mir laufen. Geben Sie ruhig mir die Schuld. Ich kann das ab.

7. »Es liegt nicht am Essen, sondern an meinen Genen!«

Genau, Ihre Eltern sind schuld. Oder noch eher alle vorherigen Generationen. Das ist im Allgemeinen ein sehr praktischer Ansatz für alle Lebenslagen: eine Art Erbsünde, die Ihnen übertragen wurde und aus deren Teufelskreis Sie nie wieder entkommen können. Vermutlich sind Sie auch beziehungsunfähig, weil Sie ein Scheidungskind sind. Und Sie essen auf, weil Ihre Oma im Krieg Hunger litt. Richtig?

Über diese Theorie sind zig Diskussionen geführt worden. Denn viele Übergewichtige entschuldigen sich gern mit ihren Erbanlagen und der »Tatsache«, dass sie schlechte Futterverwerter sind, die schon beim Anschauen eines Stück Kuchens zunehmen. Vermutlich sind das dieselben Leute, die das Glück haben, beim bloßen Durchsehen eines Urlaubskataloges schon braun zu werden. Cremen Sie sich besser ein! Oder melden Sie sich beim Fernsehen. Vielleicht sind Sie das neue Supertalent?

Tatsache ist, dass wir alle ein bestimmtes Referenzgewicht haben, abhängig von Geschlecht, Alter und Größe, aber auch von unserer beruflichen Tätigkeit und unserem Freizeitverhalten. Haben Sie beispielsweise einen Job, bei dem die körperliche Tätigkeit überwiegt, haben Sie in der Regel auch einen höheren Anteil an Muskelmasse als ein Büroangestellter. (Obwohl, das Gewicht von Leitzordnern ist nicht zu unterschätzen!) Ebenso können bestimmte Krankheiten, zum Beispiel Nierenerkrankungen, Wassereinlagerungen (Ödeme) im Körper verursachen, die unsere Körpermasse erhöhen. Aber Achtung: Das ist nicht der Weg zu einer neuen Ausrede.

Die wissenschaftliche Forschung weiß heute, dass es durchaus genetische Faktoren gibt, die die Entstehung von Übergewicht beeinflussen können. So gibt es erbliche Anlagen zur Verminderung der Thermogenese, also der Umwandlung von Wärme aus der Nahrung in Energie. Auch sind mittlerweile Störungen der Regulation von Sättigung und Hunger durch hormonelle Ursachen bekannt. Ebenso wird vermutet, dass andauernder Schlafmangel zur Entstehung von Adipositas beitragen kann.

Doch selbst wenn es wissenschaftliche Belege für eine erbliche Veranlagung zum Übergewicht gibt, ist die Wahrscheinlichkeit, dass gerade Sie betroffen sind, sehr gering. Noch dazu hängt es immer von mehreren Faktoren ab, ob jemand übergewichtig oder gar adipös wird. Der Einfluss der Psyche ist dabei nicht zu unterschätzen. Das heißt, bei den betroffenen Personen müssen auch psychosoziale und psychische Probleme, die zu ständigem Überessen führen können, berücksichtigt und behandelt werden. Überessen, das durch kritische Situationen hervorgerufen wird, kann in der Folge zur Gewohnheit werden. Das stetig wachsende Gewicht löst dann Schamgefühl und noch mehr Frust aus. Die Betroffenen versuchen es daraufhin mit unrealistischen Crash-Diäten oder »ungesunden« Fastenkuren, die auf lange Sicht das normale Essverhalten noch weiter stören – ein Teufelskreis beginnt. Und schon ist aus leichtem Übergewicht eine böse Adipositas geworden. Ich weiß, wovon ich rede.

Deshalb schlage ich vor, Sie hören auf, die Schuld auf andere zu schieben und nehmen Ihr Leben endlich selbst in die Hand. Ich habe verdammt viel darüber nachgedacht, was gewesen wäre, wenn ich andere Eltern gehabt hätte oder meine mich zumindest richtig ernährt hätten. Aber wenn, wenn, wenn ... Wenn wir Schinken hätten, könnten wir Schinkennudeln machen.

Was ich sagen will: Es ist nicht mehr zu ändern. Außerdem liebe ich meine Mutter – Ernährungs- und Erziehungssünden hin oder her. Niemand ist perfekt. Lernen wir also aus den Fehlern unserer Eltern und machen wir es selbst besser. Hat Mama sonntags immer drei Kuchen gebacken (und gegessen), müssen wir es ihr ja nicht nachtun.

8. »Ich fühle mich wohl so, wie ich bin. Und mein Mann liebt mich so, wie ich bin. Außerdem: Würde er nur meinen Körper lieben, wäre er wohl nicht der Richtige für mich.«

Hm, ich verstehe. Sie fühlen sich also wohl, auch wenn Sie schon morgens beim Versuch, in Ihre Strumpfhose zu kommen, anfangen zu schwitzen. Auch wenn Sie nach einem kurzen Einkauf im Supermarkt Gelenkschmerzen haben. Auch wenn Ihre Oberschenkel beim Gehen aneinanderreiben, bis sie wund sind.

Natürlich liebt Sie Ihr Mann so, wie Sie sind – auch wenn Sie bei der Hochzeit vor zehn Jahren gut zwanzig Kilo weniger wogen. Andersherum würde es sich schließlich genauso verhalten, richtig? Sollte Ihr Mann in den letzten Jahren eine Bierplauze bekommen haben und nun nicht mehr bei der Gartenarbeit helfen können, weil er davon Herzrasen bekommt, würde Sie das ja auch nicht weiter stören, oder? Und ein schicker Gärtner hat noch keinem geschadet. Versuchen Sie, diese Fragen *ehrlich* zu beantworten.

Natürlich sollte Ihr Partner Sie nicht nur wegen Ihres Aussehens lieben – und Sie ihn auch nicht. Aber ist es nicht schöner, wenn man sich auch nach vielen Ehejahren noch zueinander hingezogen fühlt? Wenn man gemeinsame Aktivitäten unternehmen kann, zum Beispiel

Fahrradausflüge durch das Umland oder ein gemischtes Doppel mit einem befreundeten Ehepaar? Wäre das nicht mal wieder eine wunderbare Abwechslung zum gemeinsamen *Tatort*-Abend mit Bier und Chips?

Und wenn Sie sich ach so wohlfühlen, wie Sie sagen, warum machen Sie sich dann eigentlich so viele Gedanken über das Abnehmen? Ich empfehle Ihnen, aufrichtig zu sich selbst zu sein. Mit sich selbst ehrlich umzugehen ist schwer, das weiß ich. Lange Zeit zog ich mich im Badezimmer an, weil es dort keinen so großen Spiegel gab, der das Elend hätte wiedergeben können – und weil ich mich vor meinem Mann schämte. Mir das einzugestehen war nicht leicht. Auch heute, wenn ich mal zwei Wochen lang mehr gegessen habe, als ich eigentlich sollte, und die Jeans enger sitzt, ist es leichter, sich das Debakel schönzureden, als zuzugeben, dass man zu viel gefuttert hat und jetzt mal wieder den Ball flach halten muss.

Sich eine Schwäche einzugestehen ist ein großer Schritt, der erste und häufig der wichtigste. Und wenn Ihr Partner Sie wirklich liebt, wird er Sie nach allen Kräften dabei unterstützen, Ihr Ziel zu erreichen. Also: Sprechen Sie mit ihm oder mit Freunden. Denn Ehrlichkeit ist der Weg zum Erfolg.

9. »Ich fange nächste Woche beziehungsweise nächsten Monat mit meiner Diät an, vorher gibt es einfach noch zu viele wichtige Feiern und Termine!«

Das ist wie mit dem Vorsatz, mit dem Rauchen aufzuhören. Wenn Sie auf den richtigen Zeitpunkt warten, können Sie warten, bis Sie schwarz werden – oder an Lungenkrebs sterben. Denn irgendwas ist immer. Den richtigen Zeitpunkt gibt es so gesehen nicht. Oder anders gesagt: Er ist immer. Denn der richtige Zeitpunkt ist einzig und allein jetzt und hier. Alles andere ist Aufschieberei. Und jeder Tag, den Sie zögern, statt Ihr neues Leben zu beginnen, ist im Grunde ein verlorener Tag.

Also, stellen Sie sich vor, wie Sie aussehen möchten und werden. Und dann geht's auch schon los! Packen Sie es an! Jetzt! Denken Sie aber auch daran: Wenn mal ein Tag nicht so toll verläuft – morgen ist ein neuer Tag. Praktisch, oder?

10. »Seit der Schwangerschaft gehen die Kilos einfach nicht mehr runter!«

Okay, ich gebe zu, mit dem Thema Schwangerschaftsspeck bin ich nicht so vertraut. Im Grunde reichte es bei mir schon, wenn nur eine Freundin schwanger wurde. Ich wurde automatisch auch fetter, nur vom Zusehen, aus Solidarität. Doch meine Freundinnen nahmen meistens schneller wieder ab als ich. Das lag nicht nur an vernünftiger Ernährung und Rückbildungsgymnastik; sie waren auch ständig auf Trab: rennen, putzen, Baby tragen, Spielsachen hinterherräumen oder auf dem Spielplatz um die Wette schaukeln.

Ich weiß: »Wir« sind nicht Heidi Klum. Aber es gibt auch für normalsterbliche Frauen Möglichkeiten, nach einer Schwangerschaft die zugelegten Pfunde wieder loszuwerden. Gehen Sie es langsam an. Gefährden Sie weder Ihre noch die Gesundheit Ihres Kindes. Wenn Ihr Kind allerdings nächsten Monat Abitur macht, wird es höchste Zeit für eine neue Ausrede – oder Zeit, endlich abzunehmen.

11. »Ich bin im Urlaub und hier gibt es nur fettige Sachen. Sobald ich wieder zu Hause bin, ernähre ich mich gesund.«

Ich verstehe: Sie sind vier Wochen lang gefangen in der spanischen Küche der frittierten Leckereien. Und in diesem Land gibt es nur das. Deshalb sitzt auch kein Einheimischer in diesem Lokal.

Vielleicht machen Sie mal einen Spaziergang zum Markt und überprüfen, was auf den Feldern Spaniens noch so wächst? Ich bezweifle nämlich, dass die Kartoffeln schon frittiert aus der Erde kommen. Wobei das lecker sein könnte, wenn dann nebenan auch noch Ketchup- und Majo-Bäumchen wachsen. Was für ein Schlaraffenland!

Scherz beiseite! Auch ich gönne mir im Urlaub die eine oder andere Leckerei. Allerdings ist mir mein neues Essverhalten schon so in Fleisch und Blut übergegangen, dass ich automatisch zu den »richtigen« Lebensmitteln greife und mir die Urlaubsfreude nicht mit unnötigen Kalorien verderbe. Sollten tatsächlich die»richtigen« Lebensmittel mal nicht zur Verfügung stehen, gibt es fast überall auf der Welt Obst oder Salat (außer Sie machen Urlaub in der Antarktis).

Am gefährlichsten sind eigentlich immer die All-inclusive-Urlaube. Doch die Einstellung »Ich habe bezahlt und das esse ich jetzt wieder rein!« ist nicht gerade förderlich für die Gesundheit. Noch dazu müssen Sie zum Beispiel in Tunesien nicht unbedingt zu Würstchen und Rührei am deutschen Buffet greifen. Dann hätten Sie auch zu Hause bleiben können. Schlendern Sie doch stattdessen mal durch die kleinen Gassen, erkunden Sie Ihre Umgebung und schauen Sie, was für exotische Produkte es in fremden Supermärkten gibt.

Mein Mann hat sich bereits daran gewöhnt, dass ich auch im Urlaub relativ genau schaue, was ich esse. Das kann dann in einem fremden Supermarkt auch schon mal ein paar Minuten länger dauern. Und das regt ihn – selbst nach all den Jahren – immer noch auf. Aber Liebe ist ja geduldig, oder?

12. »Mir ist im Winter immer so kalt, wenn ich nicht genug esse!«
In diesem Fall empfehle ich Ihnen, ganz schnell stricken zu lernen und sich selbst ein paar warme Wollsocken anzufertigen. Warme Füße, warmer Körper. Dazu trinken Sie genüsslich eine Tasse heißen Tee und essen eine Orange. Sollten Sie für solche hausfraulichen Aktivitäten keine Zeit, keine Lust oder wie ich zwei linke Hände haben, investieren Sie eben ein paar Euro in warme Winterkleidung. Denn sich warm anzuziehen schützt auch vor einer fiesen Erkältung.

Während meiner Diätexzesse machte ich natürlich auch die Erfahrung, im Winter stark zu frieren. Und zwar so stark, dass ich manchmal dachte, ich müsste aufgrund von Kältetod aus der Welt scheiden.

Dafür gibt es mehrere Gründe:

Bei einer strengen Diät wie beim Fasten muss der Körper plötzlich mit viel weniger Energie auskommen, als er es gewohnt ist. Das Ergebnis ist oft ein niedrigerer Blutdruck und ein schwächerer Kreislauf – was zum Frieren führt. Denn für die Wärmeproduktion braucht der Körper Nahrung. Tatsächlich wird ein beträchtlicher Anteil der Kalorien, die wir täglich zu uns nehmen, ausschließlich für die Aufrechterhaltung der Körpertemperatur gebraucht. Fehlt diese Energie plötzlich, frieren wir.

Beim Fasten verliert man zudem sehr schnell an Gewicht – das sind Kilos, die Sie vorher isolierten. Da sich der Körper nicht so schnell auf das Fehlen der Polster einstellen kann, empfinden wir Kälte. Bei einer vernünftigen Ernährungsumstellung läuft das anders und niemand muss frieren. Sollten Sie dennoch eine Frostbeule sein, halten Sie sich an folgende Ratschläge:

Trinken Sie warme Getränke, aber achten Sie dabei auf deren Thermik. So wirken schwarzer Tee und Pfefferminztee eher kühlend, viele andere Kräutertees aber wärmend. Oder legen Sie sich unter der warmen Decke eine Wärmflasche auf den Bauch. Besonders angenehm ist das abends bei einem guten Buch oder einem schönen Film, am besten in den Armen eines attraktiven Mannes.

Im Büro können Sie sich ein Körnerkissen um die Schultern legen, sofern es auch eine Mikrowelle oder einen Ofen gibt. Rapskernkissen speichern weit mehr Wärme als normale Körnerkissen und geben sie über einen langen Zeitraum ab. Außerdem werden sie nicht kälter als Ihre Körpertemperatur. Auch ein warmes Fußbad hilft gegen Frieren. Und natürlich sollten Sie immer auf warme Kleidung achten. Wärmen Sie besonders Ihren Nierenbereich. Das gilt für alle Menschen, egal ob dick oder dünn.

13. »Ich hatte eben kein Geld mehr für die Slim-Shakes.
Deshalb bin ich jetzt wieder so dick wie vorher!«

Wirklich? Oder sind Sie vielleicht sogar noch etwas dicker als vorher? Für das Geld, das Sie in Abnehmdrinks investiert haben, hätten Sie auch gleich Big Macs kaufen können. Das wäre günstiger und sogar gesünder gewesen. Also, noch mal: Finger weg von Abnehmdrinks! Das sind Mogelpackungen, die Ihnen das Geld aus der Tasche ziehen und das Fett dank Jo-Jo-Effekt auf die Hüften packen.

14. »Ich muss erst einen Termin beim Arzt bekommen,
damit der mir sagen kann, ob das Abnehmen was für mich ist.«

Interessant! Doch sagen Sie, ist dieser Arzt jetzt schon seit vier Monaten im Urlaub und hat keine Urlaubsvertretung?

Nichts spricht gegen Abnehmen unter ärztlicher Betreuung. Auch ich ließ einen Gesundheitscheck beim Arzt machen, bevor ich anfing, meine Ernährung umzustellen. Das ist überaus sinnvoll. Denn bei einem professionellen Gesundheitscheck durch einen Mediziner werden der Gesundheitszustand und die körperliche Konstitution der Abnehmwilligen untersucht und auf Diättauglichkeit geprüft. Vor allem für Personen mit gesundheitlichen Problemen im Vorfeld oder sehr starkem Übergewicht führt im Grunde kein Weg an so einem Check vorbei.

Haben Sie keine Angst! Die Untersuchungen tun nicht weh. Zuerst wird vermutlich Ihr Blutdruck gemessen. Ist dieser ohnehin schon sehr niedrig (Hypotonie), sollte unbedingt darauf geachtet werden, dass es bei der Diät keine Verbote gibt, durch die der Körper an Kraft verliert. Eine dramatische Folge könnte zum Beispiel ein Kreislaufzusammenbruch sein. Menschen, die unter Bluthochdruck (Hypertonie) leiden, sollten vor allem auf eine fettärmere Ernährung achten. Empfehlenswert sind unter anderem Geflügel, Nüsse, Fisch und fettarme Produkte. All das kann der Arzt bereits im Vorfeld mit dem abnehmwilligen Patienten besprechen.

Ein Blutwerte-Check (nur ein kleiner Pikser) deckt auf, ob der Körper mit genügend Vitaminen und Mineralstoffen versorgt wird oder ein gravierender Nährstoffmangel besteht. Wenn es an einem wichtigen Vitalstoff mangelt, sollte besonders darauf geachtet werden, dass die bevorstehende Diät abwechslungsreich ist und der Körper ausreichend mit den lebenswichtigen Stoffen versorgt wird.

Außerdem kann ein Arzt im Allgemeinen Ratschläge zur gesünderen Ernährung geben sowie Empfehlungen, welche Art von Diät individuell am geeignetsten ist. So aktivieren beispielsweise bestimmte Lebensmittel den Stoffwechsel besonders gut. Der Mediziner kann Ihnen auch – eventuell mithilfe eines Ernährungs- oder Sportberaters – dabei helfen, einen sinnvollen Wochenplan aufzustellen, in welchem festgelegt wird, wie viel Bewegung an der frischen Luft und welche Art von Sport die Diät am besten begleiten. Besonders schwergewichtigen Personen wird ein Arzt etwa von einem intensiven, die Gelenke belastenden Lauftraining abraten und eher Nordic Walking als sportlichen Ausgleich empfehlen.

Wie wir inzwischen wissen, bedeutet eine gute Diät eine komplette Lebens- und Ernährungsumstellung, bei der persönliche feinschmeckerische Passionen mit einbezogen und keinerlei Lebensmittel – insbesondere keine Nährstoffe – strikt verboten werden sollten.

Ihr Arztbesuch ist also ein lobenswerter Vorsatz. Denn die Gesundheit geht vor. Aber hören Sie auf, sich hinter Terminschwierigkeiten zu verstecken, und packen Sie es endlich an.

15. »Ich kann nicht abnehmen, denn dann müsste ich mir neue Kleidung kaufen und dafür habe ich kein Geld!«

Okay, ich verstehe. Aber sehen Sie es mal so: Weniger Essen kostet auch weniger Geld. Vor allem, wenn Sie es richtig anstellen, mehr selbst zubereiten und weniger Kohle bei den Fast-Food-Ketten lassen. Vielleicht legen Sie sich eine kleine Spardose zu für jeden ernährungstechnischen Unsinn, den Sie sich verkniffen haben? Das steigert die Motivation.

Außerdem bin ich sicher, dass sich in Ihrem Kleiderschrank etwas aus den guten alten Zeiten finden lässt. Oder Sie werden kreativ im Kombinieren. Das T-Shirt darf übrigens auch mal ein bisschen lockerer sitzen. Schlabberlook ist der neueste Schrei. Wussten Sie das nicht?

Davon abgesehen ergatterte ich in meiner Abnehmphase ein paar tolle Markensachen in Secondhandläden – das können Sie auch! Und mit etwas Fantasie und Geschick und vielleicht der Hilfe einiger Freundinnen mit der richtigen Größe haben Sie vielleicht schon bald eine schicke neue Garderobe, ohne viel Geld ausgeben zu müssen. Also, viel Glück!

16. »Ich wohne noch zu Hause und meine Mutter kocht, da kann ich auf meine Ernährung keinen Einfluss nehmen!«

Das lasse ich gelten bis zum siebten Lebensjahr. Danach, da bin ich mir sicher, hat Ihre Mutter ein offenes Ohr für Ihr Anliegen. Bieten Sie doch einfach an, sich in den Haushalt ein wenig mehr einzubringen und Ihre Mutter oder Ihren Vater beim Einkaufen und Kochen zu unterstützen. Wohl kaum ein Elternteil würde diese Hilfe und die Gesellschaft des eigenen Kindes ablehnen, oder?

Es sei denn, Sie haben eine Mutter wie meine. Das heißt, Sie müssen sich Sachen anhören wie: »Du und deine Diätscheiße!« Oder: »Igitt, Gemüse! Ich bin doch kein Hase!« Gelegentlich auch: »Was ist das denn für ein Fraß?«

Nur zur Erklärung: Die sogenannte »Diätscheiße« war Putenbrust mit Ratatouille und Parmesan. »Igitt, Gemüse!« war ein Salat aus Blumenkohl, Kohlrabi und Haselnüssen. Und der »Fraß« eigentlich alles *ohne* Majo.

Noch heute, wenn ich bei meiner Mutter zum Abendessen eingeladen bin, ist es jedes Mal so turbulent wie bei Spartakus auf dem Schlachtfeld. Daher bin ich die Letzte, die nicht verstehen könnte, dass man sich auch mal schlecht oder gar nicht durchsetzen kann. Trotzdem, bleiben Sie eisern, seien Sie geduldig und klären Sie Ihre Mutter auf. Denn auch für sie gibt es noch viel zu lernen.

17. »Nee, Abnehmen ist voll der Gruppenzwang. Und man muss ja nicht jeden Trend mitmachen. Außerdem habe ich keine Zeit, mich um Ernährung und Sport zu kümmern!«

In der Zeit, in der Sie sich diese Ausrede zusammengebastelt haben, hätten Sie sich schon einen Salat zubereiten oder zwanzig Minuten auf dem Crosstrainer verbringen können. Natürlich müssen Sie nicht jeden Trend mitmachen. Aber es schadet nicht, sich mit Gleichgesinnten zusammenzutun und ein Ziel zu verfolgen. Das ist nämlich kein Trend, sondern ein natürlicher Selbsterhaltungstrieb.

18. »Von einem qualitativ hochwertigen Menschen kann nie genug vorhanden sein!«
Oder auch: »Dicke Menschen sind immer lustig!«

Das kenne ich nur zu gut. Ich versuchte auch immer, meine Unsicherheit durch Humor zu kompensieren. Das hieß: Stevi war immer gut drauf! Heute bin ich öfter auch mal »normal« und nicht 24 Stunden am Tag überdreht wie ein Pudel im Trockner.

Vielen Leuten stieß das negativ auf: »Stevi, du bist ja gar nicht mehr witzig! Vorher hast du mir besser gefallen!«

Mag sein. Ich mir aber nicht.

Ich habe einige stark übergewichtige Freundinnen, bei denen ich schon am Telefon hören kann, wenn es ihnen gerade total scheiße geht. Trotzdem lachen sie die ganze Zeit über künstlich, um ihren Kummer zu überspielen. Das macht mich traurig. Doch da ich selbst sehr lange diese Rolle spielte, kann ich das nur zu gut verstehen. Humor ist manchmal alles, was einem bleibt. Aber er sollte von innen kommen.

Glauben Sie mir: Sie sind zwar dick, aber auch nur ein Mensch. Sie müssen nicht 24 Stunden am Tag den Clown spielen. Und weniger ist manchmal mehr. Außerdem bin ich mir sicher: Ihr Charakter, Ihr Humor, Ihr Verstand und Ihre Ansichten können einen Teil Ihrer Körpermasse ganz gut kompensieren und all diese Vorzüge sind immer noch da, wenn Sie schlanker sind. Der Charakter nimmt nämlich nicht mit ab!

19. »Dicke Menschen sind kreativer als dünne.«

Stimmt. Bei der Zubereitung von Erdnussbuttertoast mit Camembert ganz bestimmt. Und natürlich können Sie sofort einige Personen auflisten, die dick und kreativ sind oder waren, allen voran Hella von Sinnen, Oprah Winfrey, Elvis Presley, Missy Elliott, Meat Loaf, Luciano Pavarotti, Diego Rivera, Danny DeVito oder Cindy aus Marzahn. Diese Ausrede ist vermutlich die unsinnigste, aber nicht selten. Ich sehe davon ab, an dieser Stelle Gegenbeispiele aufzulisten. Denn Kreativität in Zusammenhang mit Leibesfülle zu bringen, grenzt an Diskriminierung.

20. »Das bringt sowieso alles nichts!«

Stimmt, also lassen Sie es lieber gleich sein! All die Mühen könnten schließlich umsonst sein und dann hätten Sie so viel Lebenszeit in das unsinnige Unternehmen, schlank und gesund zu werden, investiert. Sie sind ein Pessimist und wollen das auch bleiben. Das ist Ihr gutes Recht. Mir persönlich ist Aufgeben vor dem Aufgeben irgendwie zu doof. Ihnen wünsche ich weiterhin »Guten Appetit!«. Oder noch besser: Rufen Sie meine Mutter an!

21. »Ich habe zu viel Stress im Job.«

Und da schieben Sie sich zwischen zwei Meetings lieber ein Familienmenü rein, damit Sie dann schön vollgefressen dasitzen und nicht mehr klar denken können, weil Sie mit dem Sodbrennen kämpfen. Glauben Sie mir: Eine gesunde Ernährung steigert Ihre Leistungsfähigkeit im Job enorm. Noch dazu verrate ich Ihnen ein Geheimnis: Mikrowellen haben keinen Schichtdienst und man braucht nicht einmal eine Geheimzahl!

Jetzt aber mal konstruktiv: Eigentlich wollen Sie gesund essen und abnehmen, doch bei dem Stress im Büroalltag werden alle Ihre guten Vorsätze schnell zunichtegemacht. Ein Schokoriegel am Schreibtisch und mittags mal eben zur Imbissbude um die Ecke – das muss reichen. Wenig Zeit und widrige Umstände im Büro verleiten oft dazu, zu schnell, zu viel und zu einseitig zu essen. Leistungseinbußen und Übergewicht sind die Folgen.

Durch das viele Sitzen im Büro ist zudem der Energiebedarf wesentlich geringer als bei körperlicher Aktivität. Die Muskeln werden seltener beansprucht; der Körper muss weniger leisten. Im Vergleich zu einem Schwerstarbeiter, beispielsweise einem Dachdecker oder Leistungssportler, haben Büromenschen einen stark reduzierten Kalorienbedarf.

In diesem Fall hilft eine ballaststoffreiche Ernährung beim Abnehmen. Denn Ballaststoffe füllen den Magen und machen satt, ohne Kalorien zu enthalten. Ein hoher Ballaststoffanteil in der Nahrung wirkt sich außerdem günstig auf die Verdauung aus. Menschen mit überwiegend sitzender Tätigkeit bewegen sich zu wenig und leiden deshalb oft unter Darmträgheit. Ballaststoffreiche Nahrungsmittel wie Vollkornbrot, Hülsenfrüchte, Gemüse und Obst in Kombination mit viel Flüssigkeit halten den Darm auf Trab. Und jeder Gang – auch der zur Toilette – macht schlank.

Fett sparen können Sie natürlich auch, wenn Sie Ihre Büromahlzeiten vorbereiten oder Ihr Abendessen selbst kochen. Auch hierzu noch ein paar Ratschläge: Verwenden Sie wenig Streich- beziehungsweise Kochfett und wenig Speiseöl. Denken Sie daran, dass die meisten Sorten Margarine genauso viele Kalorien wie Butter haben. In speziell beschichteten Pfannen, Edelstahltöpfen, im Tontopf, in der Mikrowelle oder in Folie können Sie fast ohne Fett garen. Panierte und frittierte Speisen saugen dagegen das Fett auf wie ein Schwamm. Fettarme Zubereitungsarten sind Dämpfen, Dünsten, Grillen und kurzes Braten. Mit Backpapier sparen Sie Fett für das Backblech. Bei Fisch, Geflügel und anderem Fleisch sollten Sie die fettreiche Haut oder Kruste und beim Schinken den Fettrand abschneiden. Heutzutage gibt es auch viele gut geeignete Fertiggerichte. Aber Achtung: Schauen Sie immer auf der Verpackung nach den Kalorienangaben!

22. »Ich kann nicht kochen! «

Okay, das sehe ich ein. Kochen konnte ich nämlich früher auch nicht. Aber eine Frage hätte ich da noch: Können Sie lesen? Falls ja, dann gehen Sie doch mal los und kaufen Sie sich so eine verrückte Erfindung namens »Kochbuch«. Nur Mut! Aufschlagen und loslegen! Da wird Ihnen geholfen. Und vielleicht entdecken Sie ja noch ungeahnte Fertigkeiten und Talente an sich.

Ich nehme mir immer ein Rezept als Anregung und schaue dann, was ich daraus machen kann. Wenn es nicht schmeckt: ab in die Tonne! Und wenn doch, dann haben Sie sich einfach selbst überrascht. Glückwunsch!

23. »Ich habe doch schon alles ausprobiert, aber das wirkt alles nicht!«

»Alles« ist nicht immer gut. In diesem Fall rate ich tatsächlich davon ab, jeden Trend mitzumachen. Und manchmal muss man eben durchhalten, damit es funktioniert – mit welcher Methode, das habe ich hoffentlich ausreichend erklärt. Aber eines muss man tatsächlich selbst mitbringen: Geduld!

24. »Die Kinder sind schuld, die bestehen auf einem Süßigkeitenschrank!«

Und, können Sie denn darin gut schlafen? Wie wäre es, wenn Sie Ihre Erziehungsmethoden ein wenig änderten? Oder Sie könnten Ihren Kindern den Schlüssel geben und sie bitten, diesen sehr gut vor Ihnen zu verstecken. Ist das eine Idee?

Auf Süßigkeiten müssen oder sollen Sie gar nicht verzichten. Das tue ich ja auch nicht. Man muss sie nur einrechnen und vielleicht gegen etwas eintauschen: Schokopudding ohne Sahne (hundert Kilokalorien pro hundert Gramm) ist besser als Schokolade (über fünfhundert Kilokalorien auf hundert Gramm). Oder, wenn man absolut keine Lust auf „gesund" hat, darf man auch einen großen Apfel (circa neunzig Kilokalorien) gegen zwei Ferrero Küsschen (auch neunzig Kilokalorien) tauschen. Her mit den Küsschen!

25. »Wenn ich bei Oma nicht aufesse, bekomme ich kein extra Taschengeld.«

Ich nehme an, Sie sind nicht älter als dreizehn Jahre und finanziell nicht so gut aufgestellt. Sie können sich keine Xbox-Spiele leisten und haben daher auch keine Freunde in ihrem Alter. Dann lassen Sie doch die Käsespätzle unauffällig im Blumentopf verschwinden oder füttern heimlich unter dem Tisch Omas Hund. Wenn Ihre Oma nicht mehr besonders gut hören und sehen kann, werden Sie vielleicht auch nicht erwischt.

Ansonsten könnten Sie sich einen Ferienjob suchen und zum Beispiel Zeitungen austragen. Das stockt das Taschengeld auf, sorgt für Bewegung und mit etwas Glück freunden Sie sich mit einem anderen Zeitungsjungen an, der Sie nach dem Schichtende auf eine Runde Eislaufen (nein, nicht zum Eisessen) einlädt.

Ja, ich weiß: Omas zu widerstehen ist genauso schwer wie Mutters Essen zurückzuweisen – oder sogar noch schwerer. Und bei Oma schmeckt es doch immer am besten. Also zumindest so lange, wie Oma noch nicht steinalt ist. Mein heiß geliebter Oma-Vanillepudding hatte von der Konsistenz her zum Ende ihrer Lebenszeit mehr Ähnlichkeit mit einer Wolldecke. Ich brachte es aber nicht übers Herz, ihr das zu sagen. Na ja, dem Hund hat's geschmeckt.

26. »Ich schlafwandle nachts zum Kühlschrank.«

Solange Sie nicht auf dem Balkon im 18. Stock schlafwandeln, bin ich schon mal beruhigt. In Ihrem Fall empfehle ich, ein großes Kühlschrankschloss anbringen zu lassen oder sich gleich selbst ans Bett zu fesseln. Oder fesseln zu lassen … Vielleicht sogar vom schicken Gärtner?

27. »Ich mache doch schon alles richtig, aber es passiert einfach nichts!«

Irgendeinen Teil von »richtig« haben Sie falsch verstanden. Vermutlich beziehen Sie sich auf die letzten 24 Stunden, in denen Sie keinerlei Gewichtsveränderung feststellen konnten, obwohl Sie nur Kohl gegessen hatten. In diesem Fall schlage ich vor – auch auf die Gefahr hin, mich zu wiederholen –, auf abwechslungsreiche und sinnvolle Ernährung umzusteigen und viel Geduld zu haben. Leider kann man Geduld noch nicht bei Amazon bestellen. Schade, oder?

28. »Gesundes Kochen dauert mir zu lange.«

Das gilt nicht! Fertigen Salat, tiefgefrorenes Gemüse und gesundes Mikrowellenessen kann man im 21. Jahrhundert fast überall kaufen. Außerdem: Womit verbringen Sie Ihre Zeit? Sind Sie Präsident der Vereinigten Staaten? Dann stellen Sie gefälligst jemanden ein, der für Sie kocht. Aber bitte nicht von den Steuergeldern bezahlen – das gibt Ärger. Andererseits: Sollten Sie Ihren Job verlieren, hätten Sie vielleicht endlich mal wieder zwanzig Minuten Zeit, um sich eine schöne Pasta all'arrabbiata zu kochen.

Mal ehrlich: Ich habe auch nie Zeit. Zum Beispiel jetzt: Theoretisch müsste ich eigentlich am Herd stehen und für mich und meinen Mann etwas Schönes kochen. Und was mache ich? Ich sitze hier und texte Sie mit schlauen Sprüchen zu. Dafür gibt es heute Abend Dampfgargemüse aus dem Supermarkt. Das ist gesund, lecker und in sieben Minuten fertig. Sie sehen: Gesund geht auch in der Mikrowelle!

29. »Ich muss mir doch auch mal was gönnen!«

Natürlich, Sie sind Genussmensch. Diese Charaktereigenschaft macht Sie aus. Mich auch. Sie genießen und schlemmen eben gern. Aber vielleicht gönnen Sie sich zur Abwechslung mal eine neue Jeans in einer kleineren Größe?

Ich dachte früher auch immer, ich müsste mich am Ende des Tages mit etwas Besonderem belohnen. Dabei dachte ich nur an Essen, nie an Pflegeprodukte, Kosmetik oder ein schönes Buch. Warum nicht? Ganz ehrlich: Ich habe keine Ahnung. Ich fürchte, ich war zu sehr aufs Essen fixiert. Heute gönne ich mir mal einen schönen Lippenstift oder ein stylishes Notizbuch. Das macht Spaß und nicht dick.

30. »Ich bewege mich doch schon so viel!«

Sie definieren also Bewegung wie folgt: vom Stuhl aufstehen, zum Kühlschrank gehen, ihn öffnen, Pudding rausnehmen, ihn aufmachen, einen Löffel holen, wieder zurückgehen, sich hinsetzen, essen – richtig? Dann haben Sie recht. Schließlich machen Sie das etwa zwanzig Mal am Tag.

Aber vielleicht versuchen Sie mal, mit dem Fahrrad zum Supermarkt zu fahren. Dort könnten Sie sich eine schwere Wassermelone kaufen und auf dem Rückweg noch einen Abstecher um den See machen. Sie werden sehen, danach schmeckt die Melone besser als zwanzig Puddings. Probieren Sie es aus und bewegen Sie Ihren Hintern!

REZEPTTIPPS FRÜHSTÜCK

Beim Frühstück spalten sich meiner Erfahrung nach die Gemüter. Zum einen gibt es da die Nicht-Frühstücker, die jetzt gern mit einem Kaffee in der Hand und gegebenenfalls mit einer Zigarette im Mund weiterblättern dürfen. Die anderen teilen sich auf in Müsli-Liebhaber und Brotesser.

Bei der Zubereitung von Müsli hat man relativ freie Hand. Allerdings sollte man darauf achten, Zutaten wie Zucker, Sahne oder Nüsse zu vermeiden. Das Verhältnis von Milch oder Joghurt, Frischobst und Cornflakes sollte ausgeglichen sein. Verwendet man zu viel Milch auf zu wenig Flocken, hält das Sättigungsgefühl nicht lange an. Verwendet man dagegen zu viele Flocken, führt das zu einer höheren Energiedichte. Nur zu viel Obst gibt es nicht. Statt Müsli kann man auch wunderbar Obstsalat essen. Dann sind auch ein paar Nüsschen erlaubt.

Cornflakes mit Obst und Milch oder Joghurt

Zutaten für 1 Portion:

30 g Cornflakes (ca. 3 EL)
150 ml Milch (1,5 % Fett) oder fettarmer Joghurt
150 g Obst (nach Vorliebe, aber unbedingt Frischobst)

Gelber Obstsalat mit Walnüssen

Zutaten für 2 Portionen:

1	Apfel	Das **Obst** schälen,
1	Banane	in gleich große Stücke schneiden
1	Orange	und mit dem **Zitronensaft** beträufeln,
¼	Ananas	dann alles mischen.
1	Mandarine	Mit **Ahornsirup** abschmecken.
5	Walnüsse (mit Schale)	Die **Walnüsse** von der Schale befreien,
etwas	Ahornsirup	ein klein wenig hacken und in einer
etwas	Zitronensaft	Pfanne mit **Ahornsirup** ca. eine Minute

lang erhitzen.
Anschließend zum **Obst**
geben und das Ganze durchrühren.
Fertig! Natürlich kann man auch
andere Obstsorten verwenden.

Wer morgens lieber Brot statt Obst und Müsli isst, greift am besten zu Vollkorn- oder Mischbrot. Diese Sorten haben eine geringere Energiedichte als Weißbrot. Essen Sie lieber ein bis zwei Scheiben Brot anstelle eines Brötchens. In puncto Belag sollten Sie am besten zu Exquisa (0,2 Prozent Fett) oder Magerquark greifen anstatt zu Butter oder Margarine. Das Verhältnis von Brot zu Belag sollte eins zu zwei sein.

Süßes Brotfrühstück

Ein bis zwei dünne Scheiben **Vollkornbrot** mit **Quark**
oder **Frischkäse** (0,2 % Fett) bestreichen.
Für die Süße am besten selbst gemachte **Marmelade** verwenden (300 Gramm
Zucker für 1.000 Gramm Fruchtmasse). Alternativ geht auch Zentis
Diät-Konfitüre extra. Ich liebe Sauerkirsch!

Pikantes Brotfrühstück

Ein bis zwei dünne Scheiben **Vollkornbrot** mit fettarmem **Schinken** belegen.
Wer morgens keinen Schinken mag, kann zu **Magerquark** greifen. Anschließend nach Herzenslust mit **Gemüse (Tomate, Gurke, Möhre)** belegen und mit **Schnittlauch, Kresse** oder anderen **Gewürzen** garnieren.

Mein Lieblingsfrühstück: Kekse

Folgendes Rezept ergibt ca. 55 Stück sehr leckerer, kalorienarmer, gesunder und sättigender Frühstückskekse. Vorausgesetzt, es werden nicht alle auf einmal gegessen.

Zutaten für ca. 55 Stück:

1	Banane	**Eiweiß** und **Eigelb** trennen und **Eiweiß** zu **Eischnee** schlagen. Dann **Eigelb** mit der zerdrückten **Banane** so lange verrühren, bis eine schöne schaumige Masse entsteht. Anschließend das **Backpulver** hinzufügen und den **Eischnee** unterrühren. Danach die **Haferflocken** unterheben.
2	Eier	
1 Pck.	Backpulver	
250 g	Haferflocken	

Den **Teig** in einen Spritzbeutel füllen und fingerdick auf ein Backblech spritzen (ca. 20 Plätzchen pro Blech). Das Ganze dann bei 180 Grad Ober- und Unterhitze 20 Minuten lang backen. Je kürzer die Kekse gebacken werden, desto weicher werden sie. Wer sie ganz weich mag, lässt sie nur bis zu 10 Minuten lang im Ofen. Wer es lieber knusprig mag, so wie ich, lässt sie bis zu 30 Minuten lang im Backofen.

Sonntagsbrunch

Ein Brunch sieht bei mir so aus, dass ich viel frisches Obst und Gemüse der Saison auf den Tisch stelle. Dazu gibt's natürlich ein Ei und wenn möglich selbst gemachte Marmelade, Vollkornbrot, fettarmen Geflügelaufschnitt und einen leichten Käse oder Magerquark. Auch lecker ist mein legendärer Brunchsalat:

Zucchini-Möhren-Nudeln mit einer cremigen Soße
(Weight-Watchers-geeignet)

Zutaten für 2 Portionen:

200 g	gegarte Bandnudeln	**Zwiebel** in feine Würfel schneiden.
1	mittelgroße Zucchini	**Zucchini** waschen, Enden abschneiden
3	Möhren	und längs halbieren. Dann die Hälften
½	Zwiebel	in dünne Scheiben schneiden.
100 g	Brunch Légère	Die **Möhren** schälen und mit dem
1	Tomate	Sparschäler in Streifen schneiden.
1 TL	Olivenöl	**Tomate** waschen und würfeln.
	Salz	Das **Öl** in einer beschichteten Pfanne
	Pfeffer	erhitzen und kurz anrösten.
	Paprikapulver	**Zucchini** dazugeben und kurz
	Chilipulver	anschmoren. Etwas Wasser dazugeben.

Das Ganze ca. fünf Minuten gut garen lassen. **Möhrenstreifen** und **Tomatenwürfel** dazugeben und nun nochmals fünf Minuten köcheln lassen. **Brunch Légère** dazugeben, verrühren und gut würzen. Zum Schluss die **gekochten Nudeln** untermischen. Abschmecken, ob es ordentlich gewürzt ist. Genießen!

REZEPTTIPPS HAUPTSPEISEN

Bei den warmen Hauptmahlzeiten sollte darauf geachtet werden, 650 Kilokalorien nicht zu überschreiten. Das bedeutet, dass die durchschnittliche Energiedichte nicht über 1,5 Kilokalorien pro Gramm liegen sollte. Das gilt als generelle Grundregel.

Eigentlich ist es egal, wann am Tag man diese Kalorienmenge zu sich nimmt – Hauptsache, die Tagesbilanz stimmt. Sollte man also morgens schon sehr ausgiebig frühstücken oder brunchen, bleibt eben weniger übrig für den Rest des Tages. Ich lebe zum Beispiel mit circa 1.300 Kalorien pro Tag, bei geringer Bewegung.

Wenn man also mittags mit weniger auskommt – umso besser für den Abend. Oder man geht zwischendurch eine Runde Laufen, Schwimmen oder Inlineskaten. Aber wie schon erwähnt, das hängt von der Person ab. Der eine ist eine Sportskanone, ein anderer ist stolz, wenn er die Treppen schafft. Manch einer frühstückt eben für sein Leben gern und üppig, ein anderer braucht die Kalorien abends. Es gibt Menschen, die können von Salat und Gemüse leben, und andere, wie ich, brauchen täglich ihre Portion Fleisch.

Bei der Zubereitung von Fleischgerichten bietet sich Schmoren (mit Gemüsebrühe anstatt Fett) oder Grillen an, da dabei kein zusätzliches Fett verwendet werden muss. Kurz in einer gut beschichteten Pfanne anbraten geht auch. Aber bitte nicht panieren. Bei Hackfleisch sollten Sie lieber Rinder- als Schweine- oder gemischtes Hack verwenden. Noch besser wäre es, ein ausgewähltes mageres Stück Fleisch direkt vom Metzger zu Hack verarbeiten zu lassen. Ja, das geht! Auch wenn er dann genervt mit den Augen rollt.

Noch besser für die Zubereitung von warmen Hauptmahlzeiten ist Fisch. Selbst ein fettreicher Fisch hat eine deutlich geringere Energiemenge als verarbeitete Fleisch- oder Wurstwaren.

Für die Beilage sollte man ebenfalls Lebensmittel mit geringer Energiedichte wählen, am besten Gemüse, dessen Zubereitung ohne Fett, aber dafür mit vielen Gewürzen erfolgt (denn wir wissen ja: Gewürze machen vom Kopf her satt). Falls mal die Zeit fehlt: keine Angst vor Tiefkühlgemüse! Das enthält zwar eine kleine Menge Fett, ist aber immer noch kalorienarm.

Alternativ zu Gemüse kann man natürlich auch zu Salaten greifen, gern zu den bereits abgepackten, gewaschenen und servierfertigen aus dem Supermarkt. Bei der Zubereitung von Salaten kann man sich in der Wahl der Zutaten austoben. Allerdings sollte man auf bereits fertige Soßen verzichten oder sehr genau die Angaben des Herstellers lesen. Ich persönlich bevorzuge Balsamicoessig und Kürbiskernöl. Das ist zwar etwas teurer, macht aber aus jedem Salat ein wahres Geschmacksabenteuer.

Wer auf einer kohlenhydratreichen Beilage besteht, sollte zu Kartoffeln, poliertem Reis oder Vollkornnudeln greifen. Brot ist aufgrund seiner hohen Energiedichte die ungünstigste Kohlenhydratbeilage. Und bedenken Sie bitte: Es ist nur eine Beilage. Also auf die Menge achten!

Eintöpfe, Pfannengerichte sowie Aufläufe können auch mit einer günstigen Energiedichte, hohem Sättigungswert und nur geringer Kalorienmenge hergestellt werden.

Auf Pizza kann natürlich kein Mensch verzichten. Da aber die Inhaltsstoffe von Pizzen aus dem Schnellimbiss nur schwer zu überprüfen sind und Tiefkühlpizza mit tausend Kilokalorien deutlich über dem empfohlenen Durchschnitt liegt (Low-Fat-Pizza mit niedrigerem Fettgehalt liegt im oberen Grenzbereich), besteht die Alternative darin, die Pizza einfach selbst zu machen.

Bei Soßen sollten Sie im Allgemeinen lieber eine Meerrettich-, Senfoder Kräutersoße anstatt einer Rahm- oder noch »gefährlicheren« Käse-Sahne-Soße zubereiten. Bei schon fertigen Soßen gilt wieder: Inhaltsstoffe und Kalorienangaben überprüfen!

Hier nun ein paar Rezepte einiger meiner Lieblingsgerichte:

Bunte Gemüsepfanne mit Hähnchenbrustfilet und Gnocchi

Zutaten für 4 Portionen:

500 g	Hähnchenbrustfilet	**Hähnchenbrust** in Streifen schneiden.
2	Möhren	Dann **Möhren, Zucchini, Champignons**
2	kleine Zucchini	und **Lauch** putzen und in Streifen oder
250 g	Champignons	Scheiben (von mir aus auch in Herzen)
2	Lauchstangen	schneiden. Die **Gnocchi** nach Packungs-
200 ml	Gemüsebrühe	anweisung garen.
2 EL	fettarmer Schmelzkäse	In einer großen beschichteten Pfanne das
1 Bund	Schnittlauch	**Öl** erhitzen. **Hähnchenbruststreifen**
500 g	Gnocchi	darin kurz anbraten, aus der Pfanne
	Sonnenblumenöl	nehmen und beiseitestellen.
	(zum Braten)	**Zucchinistücke** im Bratfett anbraten,
	Kräuter der Provence	bis sie Farbe angenommen haben. **Lauch,**
	Salz, Pfeffer	**Möhren** und **Champignons** dazugeben

und kurz mit andünsten. Mit **Gemüse-brühe** ablöschen und garen, sodass das Gemuse noch bissfest bleibt. **Gnocchi** und **Hähnchenbrust** in die Pfanne geben und erwärmen. **Schnittlauch** in feine Röllchen schneiden. Mit dem fettarmen **Schmelzkäse** die Soße binden.

Die Gemüsepfanne mit **Pfeffer, Salz** und **Kräutern der Provence** abschmecken. Die **Schnittlauchröllchen** darüber geben und das Ganze sofort servieren.

Lachs mit Kartoffeln

Zutaten für 2 Portionen:

250 g	Lachs (tiefgefroren)	**Lachs** auftauen und in einer
100 g	Kartoffeln	beschichteten Pfanne in etwas **Öl** kurz
150 g	Gurken	beidseitig anbraten. **Kartoffeln** schälen

und kochen. **Gurkensalat** nach Belieben würzen, allerdings auf fertige, zu fette Soßen verzichten. Besser mit etwas **Öl** und **Essig** anmachen. Nach Belieben **Dill** oder andere **Gewürze** hinzufügen.

Gyros alla Mama

Zutaten für 4 Portionen:

400 g	Putenschnitzel	Die **Putenschnitzel** waschen, trocken
5 TL	Rapskernöl	tupfen und in feine Streifen schneiden.
1	Zwiebel	**Zwiebel** und **Knoblauch** schälen. Die
1	Knoblauchzehe	**Zwiebel** halbieren und in feine Ringe
2 TL	Oregano	schneiden. **Knoblauch** fein hacken.
1 TL	Thymian	Alles mit **2 TL Öl** und den **Gewürzen** in
1 TL	Basilikum	einen Gefrierbeutel geben, mischen und
½ TL	Paprikapulver, edelsüß	für ca. eine Stunde in den Kühlschrank
½ TL	Rosmarin	legen. Danach in einer großen beschich-
¼ TL	Kreuzkümmel	teten Pfanne **3 TL Öl** erhitzen und das
¼ TL	Koriander, gemahlen	**Fleisch** darin rundherum kurz anbraten.
1 Prise	Cayennepfeffer	Zuletzt mit **Salz** abschmecken.
	Salz	Mit **Krautsalat** und **Zaziki** (Fertig-
		produkte) servieren.

Tagliatelle mit Balsamicogemüse

Zutaten für 2 Portionen:

200 g	Nudeln (Tagliatelle)	
1 Bund	Frühlingszwiebeln	
250 g	Champignons	
4	Tomaten	
2 TL	Gemüsebrühe*	
1 EL	Honig	
2 EL	Balsamicoessig	
1	Knoblauchzehe	
1 EL	Olivenöl	
	Salz	
	Pfeffer	
	Oregano	
	Basilikum	

instant – wir wollen ja nicht übertreiben

Die **Frühlingszwiebeln** putzen und leicht schräg in ca. 3 Zentimeter lange Stücke schneiden. Die **Champignons** putzen und vierteln. Den **Knoblauch** würfeln und mit dem **Olivenöl** in einer Pfanne erhitzen. Dann **Frühlingszwiebeln** und **Champignons** zugeben und ca. 2 Minuten lang anbraten. Die **Tomaten** waschen, grob würfeln und zugeben. Mit etwas **Wasser** ablöschen. Anschließend **Gemüsebrühe, Honig** und **Balsamico** zufügen und ca. 3 Minuten lang köcheln lassen.

In der Zwischenzeit die **Nudeln** nach Packungsanweisung kochen, aber nur in etwa drei Viertel der angegebenen Zeit. Die **Soße** mit **Salz, Pfeffer, Oregano** und **Basilikum** abschmecken. Zum Schluss die **Nudeln** unterheben und gar ziehen lassen.

Lachs-Couscous-Päckchen

Zutaten für 2 Portionen:

2	Lachsfilets	
250 g	Möhren	
1 Bund	Frühlingszwiebeln	
150 g	Couscous	
½ TL	Zimt, gemahlen	
1 TL	Curry, scharf	
200 ml	Gemüsebrühe, heiß	
1 EL	Öl	
1	Zitrone (gern Bio)	
	etwas Petersilie, glatt	
	Salz	
	Pfeffer (gern frisch gemahlen)	
2	Backpapierbögen	

Die **Möhren** putzen, schälen und schräg in 0,5 Zentimeter dicke Scheiben schneiden. Die **Frühlingszwiebeln** putzen und schräg in 0,5 Zentimeter dicke Ringe schneiden. Das **Öl** in einer beschichteten Pfanne erhitzen, die **Möhren** und **Zwiebelringe** ca. 3 Minuten lang anbraten, salzen und pfeffern. **Couscous** mit **Zimt** und **Curry** mischen und in die Pfanne geben. **Brühe** unterrühren und das Ganze zugedeckt bei sehr milder Hitze 5 Minuten lang quellen lassen. Gegebenenfalls noch etwas **Brühe** nachgießen, damit der **Couscous** nicht zu trocken ist.

1 TL **Zitronenschale** fein abreiben und **Petersilie** hacken. Den **Lachs** rundum **salzen** und **pfeffern** und mit der **Petersilie** sowie der **Zitronenschale** bestreuen.

Couscous mit einer Gabel auflockern und jeweils die Hälfte in die Mitte der zwei **Backpapierbögen** geben. Den **Lachs** darauflegen. **Zitrone** halbieren, in Scheiben schneiden und auf dem **Lachs** verteilen. Das **Backpapier** wie ein Bonbon darüber zusammenfalten und die Enden fest zudrehen. Die **Päckchen** auf dem Rost im vorgeheizten Ofen bei 200 Grad auf der zweiten Schiene von unten 15 Minuten lang backen. Dann auf Teller legen und erst am Tisch öffnen, damit man den Duft genießen kann!

Schaschlikpfanne

Zutaten für 2 Portionen:

220 g	Schweine- und Rind-	
	fleischwürfel	
4	Zwiebeln	
1	rote Paprikaschote	
1	gelbe Paprikaschote	
2 Zehen	Knoblauch, gehackt	
1 Dose	passierte Tomaten	
250 ml	Gemüsebrühe	
2 EL	Weinbrand	
2 EL	Tomatenmark	
1 TL	Olivenöl	
1 TL	Salz	
1 TL	Pfeffer	
1 Prise	Zucker	
1 TL	Paprikapulver,	
	rosenscharf	
	etwas Currypulver	
4	Holzspieße*	

*müssen in die Pfanne passen,
notfalls also zurechtschneiden*

Die **Zwiebeln** schälen und halbieren oder vierteln. Die **Paprikaschoten** putzen und in Stücke schneiden. Anschließend die **Spieße** bestücken, **Zwiebeln, Fleisch** und **Paprika** im Wechsel. Die fertigen **Spieße** in einer beschichteten Pfanne in 1 TL heißem **Olivenöl** rundum kross anbraten, dann herausnehmen. Den Rest der **Paprikastücke** fein schneiden und zusammen mit dem gehackten **Knoblauch** im restlichen Fett anbraten. Zügig mit den **passierten Tomaten** und der **Gemüsebrühe** ablöschen. Die **Soße** mit **Salz, Pfeffer, Zucker, Paprikapulver** und einem Hauch **Currypulver** würzen. **Weinbrand** dazugeben, gern auch etwas **Worcestersauce**. Danach die **Spieße** in die **Soße** zurückgeben und bei mittlerer Hitze mit geschlossenem Deckel ca. 2 Stunden lang köcheln lassen.

Kommen wir zum Endspurt: Die **Soße** muss verfeinert werden. Dazu die **Spieße** ruhig in der Pfanne lassen, denn sie sind schon sehr zerfallen. Mit dem Zauberstab einen Teil der weich gewordenen **Paprikastücke** in der **Soße** pürieren und abschließend alles mit **Tomatenmark** andicken. Dann alles zusammen servieren.

Penne all'arrabbiata

Zutaten für 4 Portionen:

800 g	Strauchtomaten*
2	Knoblauchzehen
1	Zwiebel
1–2	rote Chilischoten
2 EL	Olivenöl
500 g	Penne
2 Stängel	Basilikum
	Salz

Für ganz Eilige: Man kann natürlich auch geschälte Tomaten kaufen.

Tomaten waschen, kreuzförmig einschneiden, mit kochendem Wasser überbrühen, anschließend mit kaltem Wasser abschrecken und dann häuten. Strunk und Kerne entfernen, das Fruchtfleisch klein würfeln. **Knoblauch** und **Zwiebel** schälen und fein würfeln. Bei den **Chilischoten** die Kerne sowie die weißen Innenhäute entfernen und den Rest klein schneiden. Das **Olivenöl** in einem Topf erhitzen, **Knoblauch, Zwiebeln** und **Chilischoten** darin anschwitzen. **Tomaten** zugeben, salzen und bei geringer Hitze ca. 30 Minuten lang köcheln lassen. **Penne** in reichlich kochendem Salzwasser wie auf der Packung angegeben bissfest garen, abgießen und in einer vorgewärmten Schüssel mit der Soße gut vermischen. **Basilikum** waschen, trocken schütteln, Blätter abzupfen und in Streifen schneiden.
Anschließend unter die **Penne** mengen und das Ganze servieren.

Kartoffel-Gemüse-Auflauf

Zutaten für 4 Portionen:

500 g	Kartoffeln (alternativ	**Kartoffeln** schälen, waschen, in dünne
	ca. 200 g Nudeln)	Scheiben schneiden und im kochenden
1	grüne Paprikaschote	Salzwasser ca. 5 Minuten lang
1	gelbe Paprikaschote	blanchieren. Dann herausnehmen und
2	rote Paprikaschoten	auf Küchenpapier legen. **Paprikaschoten**
300 g	kleine, feste Tomaten	waschen, entkernen und in kleine Stücke
3	Eier	schneiden. **Tomaten** waschen und jede
(300 g	*Koch- oder Rohschinken)*	einzelne mit einem kleinen Holzstäbchen
200 ml	Milch (1,5 % Fett)	zwei bis drei Mal einstechen.
80 g	geriebener Parmesan	*(Falls Schinken gewünscht ist, diesen in*
	oder Gouda	*1–2 Zentimeter große Würfel schneiden.)*
	Salz	
	Pfeffer	
	Gewürze nach Geschmack	

Auflaufform mit etwas Fett auspinseln und mit einer Hälfte der **Kartoffeln** (oder **Nudeln**) auslegen. Darauf lagenweise **Paprikastücke, Tomaten** *(und gegebenenfalls Schinken)* verteilen und mit den restlichen **Kartoffeln** (oder **Nudeln**) bedecken. Die **Eier** mit der **Milch,** dem geriebenen **Käse, Salz** und **Gewürzen** verquirlen und darübergießen. Den Ofen auf 200 Grad vorheizen und den Auflauf auf der unteren Schiene 30 bis 40 Minuten lang garen. Etwas abkühlen lassen und genießen!

Pizza

Zutaten für 1 Portion:

Für den Teig:

500 g	Mehl (Typ 405)
20 g	Hefe
340 ml	Wasser
1 TL	Zucker
1 TL	Salz
1 EL	Olivenöl

Mehl in eine Rührschüssel geben, in der Mitte eine Mulde formen und **Hefe** hineinbröckeln. Dann mit **1 TL Zucker** bestreuen und lauwarmes **Wasser** dazugeben. Die Schüssel mit einem Tuch abdecken und das Ganze 30 Minuten lang ruhen lassen. Anschließend **Salz** und **Olivenöl** dazugeben und die Masse zu einem elastischen Teig verkneten. Danach noch mal zugedeckt 30 Minuten lang ruhen lassen.

(Als Alternative kann man auch kalorienarmen Hefeteig aus dem Kühlregal verwenden.)

Für den Belag:

(50 g	*Koch- oder Rohschinken)*
(10 g	*Salami)*
30 g	Paprika
20 g	Zwiebeln
100 g	Tomaten
50 g	Käse
	Thymian
	Oregano
	Salz
	Pfeffer

150 g Hefeteig mit bemehlten Fingern auf einem Backblech dünn auslegen, mit **Gemüse** und – wenn gewünscht – **Schinken** und/oder **Salami** belegen, **Gewürze** und **Käse** darüberstreuen und das Ganze ca. 30 Minuten lang bei 200 Grad auf mittlerer Schiene backen. Buon Appetito!

Süßkartoffelcurry mit karamellisierter Ananas

Zutaten für 4 Portionen:

½	Ananas	**Ananas** grob würfeln, ohne Fett gold-
700 g	Süßkartoffeln	braun anbraten, auf einen Teller geben
2	Möhren	und **pfeffern**. **Zwiebel** fein würfeln, **Süß-**
2	kleine Zucchini	**kartoffeln** und **Möhren** grob würfeln.
1	Zwiebel	**Zwiebel** im heißen Fett andünsten. An-
1 Prise	Zucker	schließend **Süßkartoffeln** und **Möhren**
1 Becher	fettarme Sahne oder	dazugeben und ca. 2 Minuten lang unter
	Sojasahne	Rühren dünsten. Mit **Salz, Pfeffer** und
1 EL	Öl	**Zucker** würzen. **Zucchini** würfeln und
	Mandelblättchen, geröstet	kurz mit andünsten. **Sahne** zugießen,
	Currypulver	alles 10 Minuten lang köcheln lassen und
	Pfeffer aus der Mühle	mit **Curry** abschmecken. Zum Schluss die
	Salz	Ananas dazugeben, auf tiefe Teller geben
		und mit **Mandelblättchen** bestreuen.

Gemüseeintopf

Zutaten für 4 Portionen:

400 g	Kartoffeln	**Rindfleisch** in Würfel schneiden und in
300 g	Möhren	der **Gemüsebrühe** 30 Minuten lang
100 g	Sellerie	dünsten. Anschließend das **Gemüse** hin-
300 g	Lauch	zufügen, mit **Brühe** auffüllen, bis alles
200 g	grüne Bohnen	bedeckt ist, und weitere 30 bis 40 Minu-
100 g	Erbsen	ten lang bei mäßiger Hitze garen. Mit
600 g	mageres Rindfleisch	**Salz** und **Gewürzen** abschmecken.
	Gemüsebrühe	

Thai-Gurkensalat mit Erdnüssen und Chili
(auch eine tolle Beilage zu allen thailändischen Gerichten)

Zutaten für 2 Portionen:

3	mittelgroße Gurken	**Gurken** schälen und halbieren,
1	rote Zwiebel	entkernen. **Gurkenhälften** in Scheiben
	Koriandergrün, frisch	schneiden. **Zwiebel** schälen, in halbe
100 g	Erdnüsse	Ringe schneiden, zu den **Gurken** geben.
2 EL	Knoblauch	**Essig** und **Zucker** gut vermischen. Zu-
1 TL	Chilischoten	sammen mit der **Chilisoße** und dem
1 EL	Fischsoße	**Koriander** über die **Gurken** und **Zwie-**
2 EL	Essig (Weißwein- oder	**beln** geben. Alles gut durchmischen und
	Reisessig)	ca. 45 Minuten lang ziehen lassen.
2 TL	Zucker	**Knoblauch** ganz klein schneiden und
2 EL	Chilisoße (zum Beispiel	ohne Fett goldbraun anrösten. **Erdnüsse**
	süß-scharf)	grob hacken und ebenfalls ohne Fett an-

rösten. Beiseitestellen. **Chilischoten**
hacken. Kurz vor dem Servieren
Erdnüsse, Knoblauch, Chilischoten
und **Fischsoße** vermischen und unter
den **Salat** geben. Eventuell noch einmal
mit **Essig** und **Chilisoße** abschmecken.

Wenn es mal schnell gehen muss:
Fischstäbchen mit Kartoffelsalat

Zutaten für 2 Portionen:

150 g	Fischstäbchen *	*(aus dem Backofen)*
200 g	Kartoffelsalat*	*(in fettarmem Joghurt statt Majo)*

182

REZEPTTIPPS DESSERTS

Auch beim Abnehmen muss man nicht auf Desserts verzichten. Wichtig ist allerdings, dass man beim Kauf von fertigen Puddings oder Cremes nicht nur auf die Kalorienangaben achtet, sondern am besten Verpackungseinheiten von maximal 150 Gramm nimmt. Sicher ist sicher! Und meist reicht eine kleine Portion schon aus, um ein leckeres Essen mit etwas Süßem abzurunden.

Bei Eiscreme aus dem Tiefkühlfach sollten Sie unbedingt auf die Verpackungsangaben achten. Da gibt es himmelweite Unterschiede bei den Milch- und Sahneeisvarianten

Falls man Cremes oder Pudding selbst herstellen möchte, empfiehlt es sich, die Rezepte ein wenig zu modifizieren und nur mit Milch, also ohne Zusatz von Sahne, zu arbeiten.

Fruchtcreme auf Joghurt- oder Quarkbasis

Zutaten für 4 Portionen:

120 g	Erd- oder Himbeeren	**Beeren** zerkleinern und mit **Orangen-**
2 EL	Orangensaft	**saft, Zucker** und **Joghurt** beziehungs
60 g	Zucker	weise **Quark** verrühren. **Gelatine**
4 Blatt	Gelatine	einweichen, erwärmen und unter
250 g	Joghurt (3,5 % Fett)	die **Joghurt-/Quarkmasse** ziehen.
	oder Quark	Dann kaltstellen.
		Wer Lust hat, kann 2 EL
		aromatisierten **Rum** hinzufügen.

Erdbeer-Tiramisu

Zutaten für 4 Portionen:

2 Pck.	Puddingpulver Vanille	**Pudding** nach Packungsanleitung zube-
500 ml	fettarme Milch	reiten. Die Erdbeeren waschen/auftauen,
185 g	Zucker (eher weniger)	sehr gut abtropfen lassen und den Stiel-
1 kg	Erdbeeren (oder andere	ansatz (bei frischen Erdbeeren) entfer-
	Beeren, nach Geschmack)	nen. Die **Früchte** klein schneiden und je
1 Becher	fettarme Sahne	nach Geschmack **zuckern**. **Zitronensaft**
500 g	Quark (0,2 % Fett)	darübergeben und alles zugedeckt ziehen
400 g	Löffelbiskuits	lassen. Anschließend pürieren. **Sahne**
	Kakaopulver	steif schlagen. **Quark** mit ca. 125 Gramm
	Zitronensaft	**Zucker** cremig rühren. Nach und nach
		den abgekühlten **Pudding** unterrühren.
		Die steife **Sahne** unterziehen.

Dann die **Löffelbiskuits** kurz in das **Erdbeerpüree** tauchen und eine große
Auflaufform (25 x 40 Zentimeter) damit auslegen. Das Ganze mit einer
Schicht **Vanillecreme** bedecken, die nächsten **Löffelbiskuits** in das **Erdbeer-
püree** tauchen und darauflegen. Die restliche **Creme** darübergeben und die
Oberfläche glatt streichen. **Kakao** darüberstreuen. Danach das Ganze im
Kühlschrank mindestens eine Stunde lang ruhen lassen.

Zitronen-Sekt-Cocktail mit Erdbeeren

(auch als Aperitif geeignet)

Zutaten für 8 Portionen:

50 g	Zucker	
1–2	Zitrone(n)	
250 g	Erdbeeren	
1 Flasche	Sekt	
50 ml	Wasser	
	Zitronensaft	

Zucker so lange im Wasser aufkochen, bis er sich löst. **Schale einer Zitrone** abreiben, 75 Milliliter **Fruchtsaft** auspressen. Beides zum **Sirup** geben und abkühlen lassen. **Erdbeeren** putzen und vierteln. Zusammen mit dem **Sirup** ca. 60 bis 90 Minuten lang in den Kühlschrank stellen. Auf Gläser verteilen und mit gekühltem **Sekt** aufgießen. Sofort servieren und genießen.

Wer jetzt Lust auf Kochen bekommen hat, dem empfehle ich das Buch *Fettweg! Vergesst die Diäten* von Ralf Frenzel. Darin finden sich über achtzig einfache Rezepte mit verschiedenen Varianten, die garantiert satt machen, Tipps und Tricks für jede Gelegenheit und viele Extras wie etwa die Energiedichtetabelle.

Außerdem sollte man sich unbedingt das Buch *Satt essen und abnehmen: Individuelle Ernährungsumstellung ohne Diät* von Prof. Dr. Volker Schusdziarra und Margit Hausmann zulegen. Dieses Buch war die Grundlage meiner Ernährungsumstellung. Die Errechnung des persönlichen Grundumsatzes wird erklärt und eine Anleitung zur Erstellung eines Essensprotokolls gegeben, mit dessen Hilfe man einen individuellen Ernährungsplan aufstellen kann, der Geschmacksvorlieben und Lebensumstände berücksichtigt. Neben einer ausführlichen Energiedichtetabelle enthält es weitere Rezeptvorschläge für alle Mahlzeiten des Tages – Snacks, warme und kalte Speisen, Desserts, Gebäck – sowie Hinweise zum Essen außer Haus. Ein »Must-read«!

QUELLEN UND LINKS

Ralf Frenzel. 2011. *Fettweg! Vergesst die Diäten*
(Buch zur ZDF-Coachingserie Fett weg!)

Prof. Dr. Volker Schusdziarra und Margit Hausmann. 2012. *Satt essen und abnehmen: Individuelle Ernährungsumstellung ohne Diät*

www.abnehmen.net/abnehmen/essverhalten/portionsgroesse-die-menge-macht-s

www.deindiaetcoach.de/wissen/abnehmen-diaet/gesund-abnehmen/gutediaet/page/2.html

www.ellviva.de/Diaet-Abnehmen/Buero-Diaet-einfach-abnehmen.html

www.facebook.com/StevaniZDF (Stevanis Fett weg!-Seite auf Facebook)

www.focus.de/gesundheit/ernaehrung/abnehmen/ohnehungern/ganz-einfach-das-essen-wichtig-nehmen_aid_591181.html

www.gesundes-ernaehren.com/diaetabnehmen/26012012/index.php#.ULSx-wxxvD5w

www.helpster.de/frieren-bei-diaet-das-koennen-sie-tun_125851

www.n-tv.de/mediathek/bilderserien/wissen/Diaetluegen-und-Ernaehrungs-mythen-article459718.html

www.spiegel.de/wissenschaft/mensch/diaet-studie-verzicht-aufs-fruehstueck-macht-nicht-hungriger-a-739867.html

www.de.wikipedia.org/wiki/Blutgruppendiät

DANKSAGUNG

Eden Books, Prof. Dr. Volker Schusdziarra, Marco Santorro, Gisela und Reiner Kalle, Morten Harket, Holger Stromberg, Martin Wohlfarth, Karlo Malmedie, Carmen Behrens, Claudia Lüke, Jan Fuhlrott, Magdalene und Friedhelm Meyer, Nicole Paltian, Diana Ebe, Marcus Kaiser, Gabi und Manuela Dutschke, Simone Gerwin, Frank Meyer, ndF:mbH, Gerd Vieler, Gerwin Dahm, Theresa Schröder, Birgit, Ramona, Monika, Katja und Viola, Hetty und Tanja, Quintus, Othello, Silvester und Heaven

Ein ganz besonderer Dank gilt: Christiane Hagn & Jennifer Kroll

BILDNACHWEIS

S. 1-2: © Gisela Kalle
S. 3: © Gerd Vieler
S. 4–5: © Jan Fuhlrott
S. 6: © neue deutsche Filmgesellschaft mbH
S. 7-8: © Jan Fuhlrott

IMPRESSUM

Eden Books ist ein Imprint der Edel Germany GmbH
© 3. Auflage 2013 Edel Germany GmbH, Neumühlen 17, 22763 Hamburg
www.edenbooks.de | www.edel.com

Einige der Personen im Text sind aus Gründen des Persönlichkeitsschutzes anonymisiert.

Projektkoordination: Nina Schumacher
Lektorat: Kristina Frenzel
Umschlagabbildung: Jan Fuhlrott, Himmel-S-Reich
Umschlaggestaltung: Stevani Fuhlrott, Himmel-S-Reich
Layout, Herstellung und Satz: Bon Bon Büro, Berlin | www.bonbonbuero.de
Druck und Bindung: optimal media GmbH, Glienholzweg 7, 17207 Röbel/Müritz

Printed in Germany

ISBN 978-3-944296-05-0

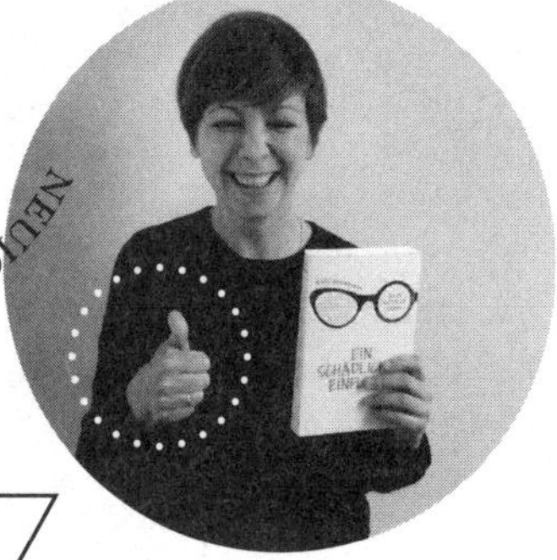